Papel certificado por el Forest Stewardship Council®

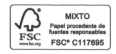

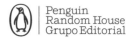

Primera edición: febrero de 2023
Primera reimpresión: febrero de 2023

© 2023, María Esclapez
© 2023, Penguin Random House Grupo Editorial, S. A. U.
Travessera de Gràcia, 47-49. 08021 Barcelona

Printed in Spain – Impreso en España

ISBN: 978-84-02-42779-3
Depósito legal: B-21.581-2022

Compuesto en M. I. Maquetación, S. L.

Impreso en Rodesa
Villatuerta (Navarra)

BG 2 7 7 9 3

MARÍA ESCLAPEZ

TÚ ERES TU LUGAR SEGURO

HAZ LAS PACES CON TU PASADO PARA RECONECTAR CONTIGO

(Y LOS QUE TE RODEAN)

BRUGUERA

INTRODUCCIÓN

♥

Voy a ser directa y clara.

Tienes una **herida emocional** si cumples con un solo requisito de los que te presento a continuación:

- Tienes problemas para mantener relaciones sanas (ya sean de pareja, de amistad o de familia).
- Repites constantemente el mismo tipo de pareja o patrón de comportamiento en las relaciones sexo-afectivas.
- Te cuesta pasar tiempo contigo mismo, a solas.
- Tienes miedo al compromiso y la intimidad de pareja.
- Sientes la necesidad de pedir perdón por todo.
- Te sientes mal cuando las cosas escapan a tu control.
- Aunque te lo puedas permitir, te hace sentir culpable gastar dinero en algo que no es tremendamente necesario.
- Tienes mucho miedo a cometer errores.
- Centras todas tus energías en los demás.
- Estas todo el rato pendiente de las emociones de los otros para saber cómo actuar.
- Consideras que nunca eres suficiente.
- Te mantienes en estado de hipervigilancia, llegando a sentir estrés o ansiedad en repetidas ocasiones.
- Te machacas y te exiges demasiado.
- Sientes que molestas cuando necesitas hablar con alguien o pedir favores.
- Exiges demasiado a los demás.

- Te centras en cubrir las necesidades del resto, pasando por alto las tuyas.
- Tienes muy pocos recuerdos de tu infancia o adolescencia.
- Sientes que pierdes el tiempo cuando descansas.
- Analizas una y otra vez tu comportamiento después de cualquier interacción social para quedarte tranquilo sabiendo que lo has hecho bien.
- Necesitas la aprobación de los demás para estar en calma.
- Convives con un sentimiento de culpabilidad muy intenso sin razón aparente.

Si alguno de estos puntos te ha removido o ha generado en ti cierto interés, este libro es para ti.

Años atrás, yo entendí que tenía una herida emocional que debía sanar si quería vivir en calma, pero no fue hasta hace unos meses cuando viví una serie de situaciones y me di de bruces con la realidad.

Y ahora quiero que tú abras los ojos, así que empecemos evocando tus recuerdos.

¿Qué recuerdas de tu infancia? ¿Y de tu adolescencia? Apuesto a que alguna vez has viajado atrás en el tiempo y, queriéndolo o no, has terminado mentalmente inmerso en alguna parte de tu pasado. A veces son los olores, los sabores o las imágenes los que desencadenan recuerdos; otras veces son las historias compartidas en voz alta con otras personas las que nos evocan tiempos pasados. La mente atesora en sus recovecos aquellas experiencias que, de una manera u otra, nos han marcado, ya sea para bien o para mal. Te confesaré que, a pesar de que el cerebro tiene una capacidad extraordinaria para almacenar más las vivencias negativas que las positivas, el objetivo que siempre persigue ante cualquier estímulo tiene un propósito: sobrevivir.

Desde el momento en que nacemos, interaccionamos con el mundo que nos rodea y comenzamos nuestras primeras relaciones interpersonales con aquellas personas más cercanas: desde nuestros padres, hermanos y familia en general hasta amigos, profesores, conocidos... Todos, de alguna manera, forman parte de ese entramado tan complejo, capaz de condicionar cómo percibimos y procesamos todo. Porque la forma en que vemos las cosas es aquella en la que el entorno nos educa.

Desde el momento en que nacemos, estamos preparados para empezar a codificar en nuestra mente quiénes somos, qué lugar ocupamos y cómo debemos tratarnos a nosotros mismos y a los demás.

Desde el momento en que nacemos, nuestro cerebro va poniendo en marcha diversos mecanismos de supervivencia que condicionan la manera de percibir los problemas, de concebir el peligro, de procesar las posibles amenazas o de responder ante el miedo.

¿Sabes qué? Hace poco recordé cómo fue la primera vez que tuve un miedo irracional. Fue justo un día que actué de la misma manera que cuando tenía unos siete años e iba en el coche con mis padres. Mi padre conducía, y mi madre y yo viajábamos en el asiento trasero. Volvíamos de pasar un día de verano en el campo con la familia. Ya entrada la noche, mi padre buscaba aparcamiento por la zona en la que vivíamos en aquel entonces. Yo iba mirando por la ventanilla las pocas estrellas que se podían apreciar desde el vecindario. De repente sentí cómo me invadía una sensación de angustia que nunca antes había vivido. Pensé en lo triste que era que terminara aquel día y en lo injusto que sería que todo, incluso mi vida y la de mis seres queridos, acabara en ese instante.

El desasosiego invadió mi cuerpo, y la tristeza que sentía por que se acabara el día, como puedes suponer, se volvió aún más oscura. Por mi mente, sin venir a cuento, paseó la posibilidad de tener alguna enfermedad terminal y morirme. Qué sombrío pensamiento para una niña, ¿verdad?

Siempre he sido una persona muy intensa y con cierta rapidez en la asociación de ideas, y aunque en ese momento era muy pequeña para entender qué me estaba pasando, con el paso de los años recordé fugazmente ese momento y pude darle una explicación.

Más tarde, ya con treinta y un años, volvía a casa en tren. Unos días atrás había salido de la ciudad para atender unos asuntos del trabajo. Era de noche y me encontraba muy cansada. Apoyé la cabeza en el cristal del ventanal para poder dormir un poco antes de llegar al destino. Me llamó la atención lo oscura que estaba la noche y comprobé con la mirada si desde allí alcanzaba a ver las estrellas. Al instante mi cabeza decidió que era el momento de recuperar aquel recuerdo de la infancia y sacarlo a la luz. «¿Por qué ahora?». Miré a mi alrededor y, aunque yo tenía la sensación de haberme trasladado a un mundo extraño y desconocido, la realidad es que nada había cambiado en el vagón. Me puse unos auriculares con música y me zambullí de lleno en lo que hasta entonces había sido un vago recuerdo. Lo más seguro es que mi mente había relacionado mi conducta de ese momento con la de hacía casi veinticinco años. Con el recuerdo recién recuperado, repasé todo y encontré una explicación lógica.

Unos días antes de vivir aquella escena en el coche de mis padres, había estado presente en una conversación entre adultos sobre la enfermedad y la muerte; habíamos visitado un santuario donde las personas solían llevar ofrendas a una imagen religiosa para que se cumplieran sus peticiones relacionadas con la salud, la familia y el amor. Esas ofrendas eran figuras de cera de diversas formas: un corazón, un riñón, una pierna, pelo humano... Según el tipo de ofrenda y la petición del creyente, la figura variaba. Esa imagen se me quedó grabada; nunca antes había visto algo así y, aun siendo tan pequeña, creo firmemente que tenía la suficiente empatía para sentir la aflicción de toda aquella gente rogando. Estoy segura de que esa experiencia desencadenó la sensación de angustia y los consecuentes síntomas psicosomáticos, como mareos y náuseas. Relacioné el final de un día con el final de la vida.

A partir de ese momento, esa situación se fue repitiendo cada vez que llegaba la noche. No quería sentir aquello, no quería pensarlo, pero era algo casi automático.

Nunca se lo conté a mis padres, me daba vergüenza explicarles lo que pasaba por mi mente. Me parecía «demasiado adulto» hasta para mí, y no quería que me hicieran preguntas que no supiera contestar.

Un día esa sensación desapareció sin más. Encontré un pensamiento con el que luchar contra mi propia mente: lo bueno de que un día se acabara era que en unas horas empezaba el siguiente.

Lo curioso es que, sentada en aquel tren, y de manera totalmente inintencionada, mi cabeza siguió rememorando. Es lo que pasa cada vez que abrimos una puerta al pasado: los recuerdos que llevaban años esperando poder salir lo hacen todos a una, como cuando descorchas una botella de cava y las burbujas salen disparadas del interior.

Logré recuperar otro episodio de miedo irracional de mi vida.

Cuando tenía diez años, nos mudamos a una casa un poquito más grande; éramos cuatro en la familia y la anterior se nos había quedado pequeña. Nuestro nuevo hogar era tan grande en comparación con el anterior que me dio por pensar que en alguna habitación podría haberse escondido alguien para atacarnos o robarnos.

Mi padre trabajaba muchas horas fuera de casa, y mi madre pasaba mucho tiempo a solas conmigo y con mi hermana. Yo soy la mayor de las dos, así que desarrollé una tremenda responsabilidad hacia ella que, en ocasiones, también extrapolaba a mi madre. Por este motivo, todos los días durante varias semanas registré cada una de las habitaciones y armarios de la casa nueva, por si había alguien escondido que pudiera hacernos daño. Recuerdo que, para no levantar sospechas, lo hacía cantando y simulando que jugaba. Paré porque noté que mi madre empezó a ver con cierta desconfianza mi comportamiento.

—No hay nadie en casa, puedes estar tranquila —me dijo un día.

Me dio una vergüenza terrible que me pillara porque, de algún modo, quería seguir aparentando que era una niña normal y despreocupada.

Creo que mi madre se lo contó a mi padre, porque unos días más tarde los dos hicimos un recorrido por toda la casa mientras él me explicaba y demostraba lo difícil que era que alguien entrara en casa sin romper la puerta o que cupiera en un armario o cajón.

Por supuesto que mi miedo era completamente irracional y, en parte, podría explicarse por mi corta edad, pero, créeme, la edad no tiene nada que ver cuando una emoción tan potente se apodera de ti. Y hay ocasiones en las que esta desencadena tal estrés que te termina arrastrando consigo a la más absoluta confusión y desconexión de la realidad.

¿De dónde venía ese miedo? ¿Cómo había nacido? Hoy lo tengo claro: a mi corta edad ya tenía la necesidad de tenerlo todo bajo control, y el hecho de sentir que había cosas como la enfermedad, la muerte o algún peligro externo que se me escapaban me hacía sentir vulnerable y temerosa, lo que disparaba mis niveles de rumiación y ansiedad.

Pero aún hay más.

Ya con dieciocho años, conocí a la que fue mi primera pareja y, con ella, el miedo irracional al abandono. Esta relación marcó un antes y un después en mi vida. Nunca antes había tenido novio y para mí todo era un mundo nuevo… y aterrador. Hasta aquel momento me creía una mujer fuerte, independiente y con buena autoestima. De hecho, quitando algún que otro «desliz» en la adolescencia, había logrado construirme una personalidad fuerte. Sin embargo, en aquella primera relación, las cosas no salieron bien y pude vivir en mis propias carnes lo que era la dependencia emocional, ya no solo con esa pareja, sino con todas las que vinieron después. Aquel vínculo fue un gran estímulo desencadenante del miedo al abandono, del miedo a no ser suficiente y a no ser querida o aceptada por los demás. Como ya te conté en *Me quiero, te quiero*, desde aquella época de mi vida convivo con la ansiedad. Probablemente, hasta aquel momento se había mantenido latente en alguna parte de mí, dejándose ver tímidamente en alguna ocasión, pero aquella fue la gota que colmó el vaso y desencadenó un problema con el que me tocaría convivir toda la vida.

He tenido algunas épocas de tranquilidad mental, menos mal. Pero cuando la ansiedad ataca en la peor de sus formas, necesito recordar el trabajo realizado hasta el momento. Y justo eso fue lo que pasó hace unos meses.

Acababa de publicar *Me quiero, te quiero*, y estaba eufórica con el tremendo recibimiento por parte de los lectores —gracias, de nuevo, por todo—: las ventas se dispararon, las imprentas no daban abasto, los medios no paraban de solicitarme entrevistas, los viajes a diferentes ciudades para conocer a mis lectores eran semanales, me llegaban palabras bonitas sin cesar, las peticiones de colaboraciones con diferentes entidades se acumulaban en mi bandeja de entrada, mis pacientes y seguidores estaban recibiendo un extra de ayuda con mis palabras escritas, mis redes sociales tenían un *engagement* increíble...; todo era maravilloso. Todo aquello con lo que había soñado durante años se estaba haciendo realidad, y yo, sin embargo, no era feliz. Sentía que debía dar la talla en todo momento, demostrar que realmente valgo para esta profesión, que no podía defraudar a nadie. Pero nadie me obligaba a nada, de hecho, nadie me presionaba. Al menos, nadie más que yo. Durante mis primeros años laborales, lo pasé muy mal, no llegaba a fin de mes y buscaba desesperadamente un hueco en el mundo de la psicología. Y ahora que por fin lo había logrado, tenía miedo de perder aquello que tanto esfuerzo y lágrimas me había costado. Por eso me exigía cada vez más y más, por miedo a volver a aquel infierno. Nuevas y mayores exigencias autoimpuestas precedieron a las anteriores. Desde que comprendí que siempre había sido muy estricta conmigo misma, supe que merecía tratarme con más cariño y me lo tomé al pie de la letra, pero aquellos meses volví a ser mi peor enemiga y, como si no hubiera aprendido nada a lo largo de mis años de trabajo personal, volví a maltratarme.

¿Qué me estaba pasando? Aunque me costó mucho dar el paso, finalmente lo hice, fui a ver a mi psiquiatra, Alejandro Belmar (se merece que lo nombre porque me ha ayudado muchísimo).

Me costó un poco, en parte porque no quería asumir que estaba peor que nunca, pero sabía que tenía que hacerlo porque, desde hacía ya mucho tiempo, tenía la sensación de que algo en mí no iba bien.

Le conté lo que me pasaba y me hizo algunas preguntas técnicas, parecidas a las que yo les hago a mis pacientes.

Mi sorpresa vino cuando me preguntó qué era lo que me gustaba hacer en mi tiempo libre y no supe qué contestar. Me quedé paralizada, mirando al infinito, mientras intentaba pensar en algo coherente. De mi boca temblorosa salió un «¿Pasear?» algo tímido y me eché a llorar. De pronto me di cuenta de que apenas tenía tiempo libre y de que, cuando lo tenía, no me apetecía hacer nada. Estaba tan cansada que lo único que quería era dormir o desaparecer. Ahí comprendí lo mal que estaba y lo poco que me había escuchado años atrás.

Desde que comenzó la pandemia de la COVID-19 en 2020, no había parado de trabajar. Sentía la responsabilidad de ser fuerte ante todo lo que estaba ocurriendo para poder ayudar a los demás, y me centré tanto en los otros que, una vez más, terminé olvidándome de mí.

La cabra siempre tira al monte. Y, por si aún no te has dado cuenta, yo soy la cabra y mi autoexigencia y ganas de tenerlo todo bajo control son el monte. Como consecuencia, la ansiedad volvió a irrumpir en mi vida, esta vez con más fuerza que de costumbre. Era algo con lo que cargaba desde mi primera relación de pareja (tóxica, por si no lo recuerdas). La presión en el pecho me ahogaba cada día un poco más, las náuseas, el dolor abdominal, el insomnio, las taquicardias y los pitidos en el oído se hicieron constantes. Me llegué a marear en pleno centro comercial —oh, sí, creí morir de vergüenza—, los miedos irracionales aparecieron y se asociaron con otros aún más incoherentes y, por si esto fuera poco, las malditas rumiaciones me produjeron un dolor de cabeza terrible día sí y día también.

Unas horas después de visitar al psiquiatra, observé las dos cajas de medicación que me había recetado (más adelante se le sumaría una más). Tres comprimidos todos los días. Nunca he tenido miedo a tomar pastillas y te garantizo que esta no era la primera vez que tomaba. Son útiles y existen por una razón: nuestro bienestar. Si algo tengo claro es que yo a este mundo no he venido a sufrir, pero verme a mí, María Esclapez, psicóloga referente en pleno éxito y con una proyección increíble, tomando pastillas para poder hacer frente a todo lo guay que me estaba pasando me hacía sentir aún más pequeña. Me parecía que, cuanto mejor me iba en la vida profesional, más me hundía.

La gente a mi alrededor no entendía nada. «¡Pero si lo tienes todo! ¡No te pasa nada! ¡Tienes que estar feliz!». Y yo pensaba: «Ya lo sé, ya sé que tengo que estar feliz, el problema es que quiero estarlo, pero no puedo».

Joder, ¡es verdad! Ya había pasado por mil mierdas años atrás, ¿por qué no podía disfrutar de esos momentos que la vida y el trabajo bien hecho me estaban regalando? Yo solo quería ser feliz.

No podía instalarme en la resignación. Un «¿por qué a mí?» eterno no me ayudaría en nada. La respuesta a todo esto estaba, como ya me temía, en mi historia. En mi pasado estaban las claves que necesitaba para dar respuesta a todos los porqués que iban asomando la patita por debajo de la puerta de mi consciencia día tras día. Esa arqueología la había hecho años atrás conmigo misma y la hacía todos los días con mis pacientes, sin embargo, ahí estaban de nuevo las mismas preguntas. La situación era nueva, pero la reacción de mi mente era muy similar a la de otras tantas veces, así que sabía que era el momento de volver al trabajo personal. Estaba decidida a encontrar respuestas y enfrentarme de nuevo a mi pasado. La medicación, como si yo me hubiera roto un pie y esta fuera un bastón que me ayudara a caminar, nivelaría las moléculas que fisiológicamente se habían desequilibrado, pero, aun así, yo tenía que hacer algo más. Sabía que no podía ir con un bastón toda la vida. Tenía que reaprender a caminar.

Así que me armé de valor y decidí seguir contra viento y marea.

No, los psicólogos no estamos exentos de tener problemas de salud mental. Toda persona que disponga de un cerebro es susceptible de padecerlos, al igual que toda persona que disponga de un cuerpo puede tener problemas de salud físicos. ¿Acaso los médicos no enferman?

Las cuatro situaciones de mi vida de las que te acabo de hacer testigo representan algunos de los muchos momentos vividos más reveladores para mí. Hay más cosas que quiero contarte en estas páginas, pero para mí el objetivo más importante es aportarte esas herramientas que yo no tuve en su día.

Quiero que este libro te ayude a sanar esas heridas. Quiero que estas páginas puedan ayudarte a recordar y comprender tu historia, a conocer el funcionamiento del cerebro en cada situación, a entender la realidad que la mente construye en base a lo que ya has experimentado, a saber qué aspectos de la vida te han marcado y cómo te han condicionado. Quiero que este libro te acompañe para poder responder a preguntas como: ¿por qué hago lo que hago? ¿Por qué siento lo que siento? ¿Por qué pienso lo que pienso? ¿De dónde viene mi malestar? ¿De qué manera he aprendido a percibir el mundo? ¿Cómo he aprendido a relacionarme con los demás y conmigo mismo? ¿Cuál es el origen de todo? Y la más importante: ¿qué estrategias puedo poner en marcha para sanar mis heridas emocionales del pasado y poder vivir en paz mi presente?

A lo largo de estas páginas pretendo guiarte en un viaje a tu interior. Nos adentraremos en las profundidades del cerebro, tus recuerdos y las teorías científicas que apoyan todos mis conocimientos profesionales. Te acompañaré desde la ciencia, así como también desde la empatía, que surge de mi propia experiencia personal, porque puede que nuestras vidas hayan sido muy distintas, pero yo también sé lo que es sentirse perdido en la oscuridad.

Abramos la caja de Pandora de tu vida. La comprensión de tu propia historia puede ayudarte a sanar hoy.

Pero seré sincera: aunque merece mucho la pena, el camino es duro.

Tras leer este libro, no volverás a ver tu vida de la misma manera.

¿Estás preparado?

NOTAS IMPORTANTES

Es posible que leer lo que hay escrito en estas páginas te remueva, así que tómate un descanso cuando lo necesites. Respira profundamente y sigue cuando estés preparado. Durante la lectura, puede suceder que te des cuenta de que necesitas responder a más cuestiones de las que se proponen, así como trabajar en ti mismo; si es así, no lo dudes y recurre a un profesional. Este libro recoge un conocimiento muy novedoso sobre el apego y unas técnicas muy valiosas para trabajar los vínculos con los demás y con uno mismo, pero recuerda que no es terapia y no sustituye un servicio médico o psicológico.

Ve a tu ritmo, pero lee con calma y no tengas prisa; necesitarás interiorizar toda la información que irás encontrando en las siguientes páginas.

El orden de los capítulos está pensado para que se lean uno detrás de otro, así que te recomiendo que no te saltes ninguno.

Sobre los sucesos descritos en este libro

En estas páginas encontrarás descritas vivencias personales estrictamente reales de la propia autora.

Por otra parte, también podrás leer testimonios basados en hechos reales de sus pacientes. Estos últimos están ligera y moderadamente modificados con la intención de salvaguardar y respetar la identidad e intimidad de las personas implicadas.

Todos los nombres utilizados en la narración son ficticios, por lo que cualquier parecido con la realidad que el lector pueda encontrar es fruto de la casualidad.

Sobre la gramática

En el libro se usa el masculino genérico (excepto en el último capítulo, que está escrito en femenino, ya entenderás por qué) para facilitar la lectura del mismo, pero va dedicado a cualquier persona que desee y necesite leerlo, independientemente de su identidad y expresión de género.

01

Infancia y apego

En la infancia se define la salud mental del adulto

Tenemos que empezar por el principio y, el principio siempre es la infancia. En esta etapa de la vida es donde suceden las cosas más interesantes. No solo hay que retroceder a la infancia cuando intuimos que pudimos haber vivido algún doloroso episodio; en nuestro cerebro está codificada toda la información que fuimos adquiriendo respecto de absolutamente todo, por eso, siempre que necesitemos respuestas, tenemos que hacer un viaje al pasado con la intención de relacionarlo con nuestro presente y poder explicar así todos los sucesos que se están dando en la actualidad.

GUÍAS EMOCIONALES

Seguramente no recuerdes la etapa en la que fuiste un bebé. Es normal, según los últimos estudios al respecto, esto se debe a que en este periodo el cerebro está empleando mucha energía generando nuevas neuronas para poder aprender y le es muy complicado almacenar recuerdos al mismo tiempo.

Los bebés y los niños son esponjas que absorben toda la información que les rodea. Perciben estados de ánimo y se enteran de todo. Aprenden observando, tocando, oliendo, saboreando y escuchando. Y esto quiere decir que, según de quién estemos rodeados en la infancia, la perspectiva que tengamos de nosotros mismos, de los demás y del mundo será distinta. **Los adultos somos *guías emocionales* para los más pequeños.** En la mayoría de situaciones normales estos guías serán nuestros padres o madres, pero también puede que nuestras figuras más próximas y cuidadores primarios sean los abuelos, los tíos, un profesor o un tutor.

Este aprendizaje se puede explicar a través de la teoría de las **neuronas espejo**.

Neuronas espejo

Las neuronas espejo son un tipo de células nerviosas encargadas de que imitemos de manera inconsciente las conductas de otras personas. En los bebés y niños pequeños, son las responsables del desarrollo neuronal, que consiste en generar nuevas sinapsis (conexiones neuronales) con el objetivo de aprender sobre el mundo que les rodea.

Podemos visualizar estas células en marcha cuando, por ejemplo, bostezamos porque vemos a otra persona bostezar; cuando vemos un tutorial de YouTube e imitamos lo que vemos; cuando alguien con quien estamos hablando se cruza de brazos y nos retiramos hacia atrás en sintonía con su postura de incomodidad; o cuando sentimos empatía por otras personas.

Bien, pues resulta que estas neuronas están trabajando nada más venir al mundo, por eso hay bebés que sonríen cuando se les sonríe o que, en general, imitan las expresiones faciales de sus cuidadores.

Esta característica de nuestro cerebro explica una de las formas de aprendizaje que tienen los más pequeños: la observación (la otra sería por ensayo y error).

Hace un par de días pasé la tarde con Julia, mi prima de tres años, y fui testigo de un instante en el que aprendió por observación. Cuando estoy con niños pequeños, me gusta analizar las cosas que hacen y cómo reaccionan ante determinadas situaciones —gajes del oficio, supongo—, pero no es hasta que suceden que les presto atención, y la verdad es que nunca dejan de sorprenderme.

Julia vino a mi despacho mientras su mamá tomaba café con mi madre en el salón de mi casa y me dijo:

—¿Qué haces, prima?

Y yo, que en ese instante justo estaba escribiendo este libro, le contesté:

—Estoy trabajando, pero creo que voy a poner música para bailar.

Ella se emocionó y me dijo que pusiera «Let it go», de la peli de Disney *Frozen*. La puse, pero además, enchufé unas luces de colores que tengo en el techo y le dije que íbamos a convertir la habitación en una discoteca. La pequeña alucinaba y bailaba muy feliz. Cuando la canción terminó, bajamos a la piscina. Pasamos la tarde en el agua y, al subir de nuevo a casa, Julia recordaba a la perfección cómo había encendido las luces y fue a hacerlo por sí sola. Yo no le había explicado antes cómo se hacía, ella simplemente me vio hacerlo y, al cabo de unas horas, fue capaz de imitarme. Antes de que cogiera el enchufe, le expliqué que era mejor que eso lo hicieran los mayores. Así que, mientras yo volvía a encender las luces, ella gritaba contenta: «¡Discoteca!». En este instante fui testigo de las neuronas espejo de mi prima haciendo de las suyas.

Estas células están íntimamente relacionadas con el hemisferio derecho del cerebro, que es el dominante durante los dos primeros años de vida. Este tiempo es suficiente para establecer el tipo de apego que nos definirá, **lo cual quiere decir que las neuronas espejo tienen mucho que ver con nuestro desarrollo futuro**.

Las neuronas espejo están ahí, haciendo sus tareas, y son las protagonistas absolutas de la etapa infantil. Durante esta época tienen jornada intensiva de trabajo, se pasan horas y horas a tope, y son (como decía Daniel Goleman) una especie de red WiFi neuronal que las comunica directamente con la red WiFi de sus padres.

Por eso decimos que, cuando un adulto trata con un niño, lanza, a través de estos mecanismos, tres tipos de mensaje de forma inconsciente:

1. De qué manera **te estoy percibiendo** por cómo te trato (ergo de qué manera debes percibirte).
2. De qué manera **percibo el mundo** por cómo te enseño a explorarlo o a enfrentarte a él (ergo de qué manera debes percibir el mundo).
3. De qué manera debes **percibir a los demás** por cómo te vinculas conmigo (ergo de qué manera te vas a vincular con los demás).

Imagina que pudieras silenciar la historia de tu vida. La idea es que elimines el sonido de tu infancia y adolescencia, y dejes solo las imágenes y sensaciones. Una vez hecho esto, lo que te queda es el mensaje no verbal que tus padres o cuidadores te dieron acerca del mundo. Qué interesante, ¿verdad? Si pudieras hacer esto, ¿qué te quedaría? ¿Lo has pensado alguna vez? Organizamos los recuerdos por sensaciones. Cuando nos teletransportamos con la mente al pasado, rara vez solemos recordar sonidos (a menos que estén relacionados directamente con algo muy impactante); la mayoría de las veces son imágenes, emociones y, aunque no solemos recordar las formas exactas del mensaje, sí recordamos los contenidos y cómo nos influyeron, para bien o para mal.

Te voy a contar una breve historia con una gran moraleja.

Una vez fui a hacer la compra al supermercado y, mientras razonaba conmigo misma por qué era mejor comprar la pechuga de pavo que el jamón cocido, la vocecita de un niño interrumpió mi movida mental:

—Papá, hoy en el cole hemos pintado con las manos y David me ha manchado la camiseta. Yo le he dicho que se lo iba a decir a la profesora y le ha dado igual.

El padre iba a sus cosas, sin siquiera mirar a su hijo. El niño, mientras tanto, repetía la historia una y otra vez a espaldas de su cuidador.

—Papá, ¿me estás escuchando?

Me dio la sensación de que el niño empezaba a cabrearse y razón no le faltaba, porque su padre estaba pasando olímpicamente de él.

—¡Papá! —gritó al final.

El padre se giró de repente y le dijo muy fuerte:

—¡No grites!

¿Qué crees qué recordará el niño de esa situación? ¿Consideras que aprendió a no gritar? Pues no. Aprendió dos cosas importantísimas, y te aseguro que ninguna tenía que ver con la intención directa del padre.

Lo que realmente procesó con sus neuronas espejo a través de su red WiFi neuronal y lo que, por lo tanto, recordará, es:

- «Si grito me hacen caso, ergo me tienen en consideración y puedo sentir que tengo un valor como persona».
- «A mi padre no le importa que le cuente mis problemas, lo cual quiere decir que es mejor que no se los cuente más porque, total, para qué, si no me va a hacer caso».

Y, dado que esto no queda solo en algo anecdótico de la infancia, vamos a zambullirnos de lleno en la teoría del apego para entender la medida en la que nos influyen este tipo de situaciones.

LA TEORÍA DEL APEGO

John Bowlby era un psicoanalista que dedicó gran parte de su vida a estudiar el desarrollo en la infancia y su repercusión en la edad adulta. Su aportación a la psicología más importante y conocida fue la **teoría del apego**, que defiende la necesidad de construir vínculos seguros y la importancia de tener un vínculo primario con un adulto de referencia durante la infancia para el buen desarrollo psicoafectivo. Afirmó que el tipo de vínculo emocional que tuvimos en la infancia con nuestros padres o tutores tiene una gran influencia en nuestras relaciones como adultos, ya sean con los demás o con nosotros mismos. El apego también es, por ende, la forma que tienen las personas de percibir la intimidad y de responder a ella.

«**Seguridad**», «**cuidado**» y «**protección**» son las palabras que definen un apego seguro, el tipo de vínculo que determina que un niño se sienta protegido y a salvo en el entorno para poder explorar el mundo que le rodea.

¿Cómo se construye el apego?

Tal y como te explicaba en *Me quiero, te quiero*, el sistema de apego se activa en situaciones de amenaza (aquellas que el niño no conoce) y se encarga de proporcionarle seguridad. Al activarse, el niño busca al adulto mediante conductas de protesta y, según la respuesta que obtenga, el pequeño desarrollará un apego seguro o terminará desarrollando otro tipo de apego: **ansioso, evasivo o evitativo,** o **desorganizado**.

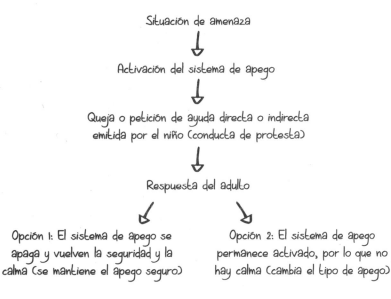

Situación de amenaza
↓
Activación del sistema de apego
↓
Queja o petición de ayuda directa o indirecta emitida por el niño (conducta de protesta)
↓
Respuesta del adulto
↙ ↘
Opción 1: El sistema de apego se apaga y vuelven la seguridad y la calma (se mantiene el apego seguro)   Opción 2: El sistema de apego permanece activado, por lo que no hay calma (cambia el tipo de apego)

El experimento de «La situación extraña» de Mary Ainsworth

Este es uno de mis experimentos psicológicos favoritos para explicar cómo se ve cada uno de los tipos de apego en bebés, características que se seguirán arrastrando hasta la edad adulta. Fue diseñado por la psicóloga Mary Ainsworth, alumna de John Bowlby, con el objetivo de continuar investigando la teoría de su maestro y clasificar el tipo de apego de los niños. Se hizo en el año 1969 con bebés de dieciocho meses y sus correspondientes mamás. La idea era observar cómo los pequeños reaccionaban ante una separación breve de sus madres, figuras de apego.

El orden de las situaciones era este:

1. El bebé y la mamá entran en una habitación llena de juguetes y un par de sillas.
2. La mamá se pone a jugar con el bebé.
3. La mamá se sienta en una de las sillas.
4. El bebé juega solo.
5. Entra alguien desconocido y se sienta en la otra silla.
6. La mamá sale de la habitación y deja al bebé solo con la persona desconocida.
7. Reacción del bebé ante la separación y el extraño.
8. La mamá entra de nuevo y calma al bebé.

9. Reacción del bebé ante el rencuentro.
10. La persona extraña sale de la habitación y deja a solas a la mamá con el bebé.
11. La mamá sale de la habitación y deja al bebé solo.
12. Reacción del bebé ante la separación.

Lo más interesante del estudio era observar y anotar cómo eran las reacciones del bebé ante la separación y el rencuentro con su figura de apego. De estas observaciones, Ainsworth extrajo las siguientes conclusiones:

Tipos de apego	Características de la figura de apego (la madre)	Al entrar con la madre en la habitación	Ante la separación de la madre	Cuando la madre regresa (rencuentro)
SEGURO	Sensible a las necesidades de su hijo. Disponible la mayoría de las veces para ofrecer los cuidados necesarios. Responde a las necesidades del niño.	La madre sirve al niño como base segura (de «manos» como veremos más adelante) para explorar el entorno. El niño interacciona con su madre durante la exploración. Comparte su alegría por el juego.	La conducta de exploración deja de darse y el bebé llora (conducta de protesta) porque su madre se ha ido.	Se consuela con facilidad ante la presencia de la madre. Admite el contacto físico. Se repone para poder seguir explorando la habitación.

Tipos de apego	Características de la figura de apego (la madre)	Al entrar con la madre en la habitación	Ante la separación de la madre	Cuando la madre regresa (rencuentro)
EVITATIVO	Insensible a las necesidades de su hijo. Rechazante. No suele estar disponible para ofrecer los cuidados emocionales. No inicia interacción con el niño.	El bebé explora sin utilizar a su madre como base segura. Se concentra en los juguetes. Actúa como si tuviera una desconexión de su mundo emocional.	Aparentemente, no se muestra afectado por la separación (aunque más tarde se demostró que fisiológicamente su cuerpo sí generaba estrés), por lo que no llora. Es decir, el niño sufre, pero no lo demuestra porque minimiza lo que le sucede. Esto puede deberse a que ha comprobado en repetidas ocasiones que sus conductas de protesta no suelen servir.	No busca contacto físico. En caso de que la madre busque contacto, el bebé lo rechaza.

Tipos de apego	Características de la figura de apego (la madre)	Al entrar con la madre en la habitación	Ante la separación de la madre	Cuando la madre regresa (rencuentro)
ANSIOSO O AMBI-VALENTE	Gestión emocional inestable. Intermitencia en los cuidados; unas veces atiende necesidades y otras no. También puede reaccionar de manera desproporcionada (sobreprotección).	El bebé apenas explora, ya que está muy preocupado y nervioso por su madre. No se separa de ella porque tiene miedo de que desaparezca (debido a la intermitencia de los cuidados, nunca saben cuándo estará para él y cuándo no).	Sufre mucho cuando su madre se va de la habitación. Presenta conductas de protesta muy intensas. Maximiza lo que vive debido al miedo que ha desarrollado por la inconsistencia en los cuidados.	El pequeño suele mostrar rabia y no se calma fácilmente (arquea la espalda, golpea a la madre, tira los juguetes que la madre le ofrece). Responde de manera ambi-valente: puede buscar el contacto o resistirse a él. No retoma la exploración. De alguna manera, es como si se activara en el bebé un temor a volver a ser «abando-nados».

Con estos datos se desarrolló una de las teorías más importantes de la psicología en relación con los vínculos establecidos.

Más tarde se descubrió el cuarto tipo de apego que antes mencionaba, el de **apego desorganizado**.

Los cuatro tipos de apego en la infancia

Veamos las características que se atribuye a cada tipo de apego según la relación con los padres en la infancia. Para ello, voy a recuperar las definiciones que ya pudiste leer en *Me quiero, te quiero*, porque me parecen bastante completas y un buen punto de partida para seguir ahondando en la teoría.

Apego seguro

Se asocia con el sentimiento de que los padres son una base estable en la que poder confiar. Los padres de niños que crecen con apego seguro responden ante las necesidades afectivas de sus hijos y son percibidos por ellos como personas refugio. Ningún niño con apego seguro tiene miedo de ser abandonado por sus padres porque, de alguna manera, sabe que eso no puede ocurrir.

El apego seguro permite al niño explorar, conocer el mundo y relacionarse con otras personas, bajo la tranquilidad de sentir que la persona con quien tiene ese vínculo de apego y a quien considera que es persona refugio o referencia (un adulto) va a estar ahí para protegerlo. Los niños seguros son niños que sufren cuando se separan de sus padres, pero que se calman cuando se vuelven a reunir con ellos.

Cuando esto no ocurre, los miedos e inseguridades influyen en el modo de interpretar el mundo que les rodea y las relaciones con otras personas y consigo mismos, como verás a continuación.

Apego evasivo o evitativo

Se asocia con padres distantes y poco accesibles emocionalmente.

En su relación consigo mismo, el menor crece sintiéndose rechazado, poco querido y poco valorado. Es importante señalar que, **aunque el niño se sienta poco querido o valorado, no quiere decir que sus padres no lo quisieran**, sino que probablemente no sabían cómo transmitir ese afecto o lo daban por sabido y no creían que fuera necesario decirlo de forma explícita; por eso hablamos de las sensaciones del niño.

Como consecuencia de ello, no le queda más remedio que aprender a ser autosuficiente. Esto, paradójicamente, hace que se muestre ante los demás como un niño seguro de sí mismo y del entorno que le rodea, pero esta conducta no es más que una barrera que ha tenido que aprender a construir para su propia supervivencia emocional.

Aparentemente, los niños con apego evasivo ni sufren ni padecen cuando el entorno cambia o se separan de los padres (aunque se ha demostrado que sí generan estrés). Esta cualidad se refleja en la distancia emocional que suelen tener para con los demás.

Apego ansioso

Se asocia con padres que a veces están disponibles para sus hijos, pero no siempre. Se relaciona con inconsistencia en las conductas de cuidado y seguridad.

Ante esta inconsistencia, el niño entiende que el ambiente no es estable. Esto hace que crezca con la sensación de que el mundo es un lugar peligroso (aunque nunca le haya pasado nada realmente) y que cualquier cosa puede pasar en cualquier momento (por ejemplo, que lo abandonen), lo que, en definitiva, le genera miedo y ansiedad ante el entorno e inseguridad en él mismo, ya que el terror que desarrolla al creer que el mundo es demasiado cambiante puede hacerle incapaz de enfrentarse a él. Los niños con apego ansioso sufren muchísimo cuando se separan de los padres y tardan mucho en calmarse cuando la separación termina.

Apego desorganizado

Este apego es una mezcla entre el apego ansioso y el apego evitativo, en el que el niño vive comportamientos de sus padres contradictorios e inadecuados.

Los cuidadores de estos niños a veces pueden expresar proximidad y otras veces, de manera aleatoria e intermitente, evitación. Reaccionan desproporcionadamente; ante una misma situación pueden actuar con mucha agresividad o de manera encantadora y manipuladora.

Se asocia con abandono, negligencia e inseguridad en los cuidados y cariño recibido. Se relaciona también con niños a quienes no supieron respetar los límites e intimidad, víctimas en la infancia de episodios dolorosos y altamente estresantes que se cronifican.

Los niños con apego desorganizado, cuando se rencuentran con su cuidador primario (o «manos», como veremos más adelante), pueden reaccionar con conductas contrarias como mirar a otro lado cuando se les abraza o aproximarse a la figura de apego de manera triste o temerosa.

Cuando nacemos somos seres dependientes: necesitamos a los demás para alimentarnos, dormir, estar limpios, sentirnos cómodos y calmar nuestras necesidades emocionales. Esta dependencia es necesaria e imprescindible para, con el tiempo, ser adultos autónomos y funcionales. Si nuestros cuidadores principales se centraran solo en proporcionar los cuidados básicos, dejando a un lado los cuidados emocionales, se interrumpiría un desarrollo psicoafectivo sano, lo que equivaldría a tener problemas en el futuro.

Los bebés no pueden autorregular sus emociones solos. No pueden, por ejemplo, sentir miedo y calmarse a sí mismos. ¿Te imaginas a un bebé hablándose a sí mismo para tranquilizarse? «Bueno, ya sé que sientes miedo y te sientes solo en este momento, pero mira, no tienes nada que temer. Venga, cálmate, que todo va a salir bien». Me temo que esto es inviable. Necesitan a un adulto sensible que esté disponible para atender sus necesidades y corregularse.

Los bebés y niños están, digámoslo así, «diseñados» para emitir **conductas de protesta** a los cuidadores principales, con el objetivo de llamar su atención y que estos satisfagan sus necesidades, sean estas del tipo que sean.

LA CONDUCTA DE PROTESTA

Te estarás preguntando qué es una conducta de protesta. En *Me quiero, te quiero* te explicaba cómo este fenómeno aparecía de manera disfuncional en adultos ante la ausencia de habilidades para establecer una comunicación efectiva con otras personas. Sin embargo, en bebés y niños su existencia se explica perfectamente en términos evolutivos; es muy común que se dé cada vez que sus figuras de apego referentes o cuidadores se separan de ellos hasta que el contacto se restablece.

Esta conducta suele aparecer, principalmente, en forma de llanto y nace desde la necesidad de proximidad, seguridad y protección o desde el dolor generado por la separación de la figura de un ser querido y la sensación de abandono que produce.

¿Me aburro? Lloro.
¿Me siento solo? Me quejo.
¿No huelo ni veo a mi cuidador principal? Hago pucheros.
¿Tengo hambre? Grito.
¿Tengo sueño? Me tiro del pelo y lloro.
¿Me duele la barriguita? Lloro aún más fuerte.
¿Tengo miedo? Lloro.
¿He hecho caca y me molesta el pañal? Me quejo de nuevo.

La conducta de protesta, en bebés y niños, es una conducta de apego normal y funcional que se usa, principalmente, para llamar la atención del adulto y poder satisfacer así las necesidades fisiológicas y emocionales. El objetivo de esta conducta es trasladar al adulto, tan bien como los niños pueden y saben, que necesitan regularse. Un bebé no puede hablar y un niño puede que no sepa expresar exactamente qué le ocurre, pero ambos buscarán la manera de transmitir sus protestas y, con ello, comunicar al adulto su necesidad. El llanto, el mal comportamiento, los suspensos, la falta de concentración o cualquier conducta fuera de lo normal también puede ser una forma de lenguaje.

Como ya te imaginarás, el objetivo de la conducta protesta es sobrevivir.

LA TEORÍA DEL SIM

¿Alguna vez has jugado a *Los Sims*? Por si no los conoces, se trata de una serie de videojuegos de simulación social. El juego permite manejar prácticamente cualquier cosa y puedes crear personajes, entornos e historias y simular una vida entera. En la parte inferior derecha de la pantalla, suele aparecer el personaje y una serie de barras de color verde, que se tornarán rojas según vayan aumentando las necesidades vitales del personaje como el hambre o el sueño.

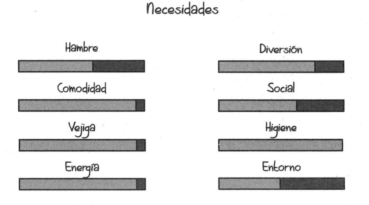

Necesidades

Hambre

Comodidad

Vejiga

Energía

Diversión

Social

Higiene

Entorno

El jugador es, en este caso, quien se encarga de satisfacer las necesidades del sim. Si este tiene hambre, el jugador debe ordenar a su personaje que realice la acción de comer para evitar que muera. Si tiene sueño, igual. Y así con todo. El sim solo gozará de buena salud general si todas las barras están de color verde. Y si se le abandona y no se cubren sus necesidades básicas, termina muriendo.

Pues con los bebés y los niños sucede igual. Me explico: si extrapolamos esta metáfora a la vida real, los jugadores somos los adultos, y los sims, los bebés y niños.

INVALIDACIÓN EMOCIONAL
EN LA INFANCIA

Hay autores que mencionan que es correcto dejar que un bebé duerma solo y en una habitación aparte a partir de los seis meses. Defienden que, sin importar lo mucho que llore, el bebé tiene que aprender a dormir solo y en la oscuridad. Pero qué quieres que te diga, yo no estoy tan de acuerdo con esto. ¿Te imaginas a una cosa tan pequeña enfrentándose sola a la oscuridad de la noche? Pues claro que no, José Manuel. Pero si yo tengo treinta y dos años y me acojono cuando voy al campo y, en mitad de la noche, tengo que ir al baño sola con la linterna. ¡Siempre le pido a alguien que me acompañe! Racionalmente, sé muy bien que no tengo por qué tener miedo a nada. Como mucho podré encontrarme por el camino alguna araña diminuta o un par de hormigas, pero la falta de luz me impide controlar el entorno, y eso me hace sentir vulnerable. Sé perfectamente que ir acompañada no me va a librar de la picadura de algún mosquito y, en el peor de los casos, tampoco me libraría del ataque de algún asesino en serie a lo Michael Myers, pero sentirme acompañada me da seguridad, igual que cuando somos niños y el acompañamiento y la regulación emocional por parte de un adulto nos hace sentir que podemos explorar el ambiente sin miedo alguno.

¿Por qué entonces un bebé de seis meses debería sentirse valiente sin esa figura de apego trasladándole seguridad con su sola presencia? ¿Te gustaría sentir miedo, pedir ayuda desesperadamente y ver que, aun estando rodeado de personas a las que quieres, te cierran la puerta y te dejan llorar en la oscuridad hasta llegar al agotamiento?

Esta práctica no tiene mucho sentido. Sin embargo, **siempre han existido muchos mitos en torno a la infancia que han condicionado la manera de criar a los niños.** Y, desafortunadamente, aunque ojalá no fuera así, aún se siguen teniendo muy presentes en pleno siglo XXI, y esto, por desgracia, nos sigue llevando a sufrir situaciones de invalidación emocional en la infancia y la adolescencia.

Aquí tienes algunos ejemplos de invalidación emocional en la infancia que seguro que te suenan —bien porque los has escuchado o bien porque los has vivido— y sus consecuencias más habituales:

- «Son niños, no se enteran de nada».

Consecuencias: Terminas siendo testigo de situaciones y conversaciones que no te corresponden para la edad que tienes.

- «Esto es así porque yo lo digo».

Consecuencias: Aprendes a cumplir normas sin entenderlas y sin desarrollar un pensamiento crítico.

- «No te quejes, que en mis tiempos era todo peor».

Consecuencias: Entiendes que siempre habrá alguien con un malestar mucho peor que el tuyo y que no mereces comprensión o compasión por lo que te pase. Tus emociones no son tan importantes como las de otras personas, que sí lo están pasando mal de verdad.

Esto es curioso porque ¿qué determina que algo genere más o menos malestar si, al fin y al cabo, el malestar emocional que pueda sentir una persona es subjetivo? En los siguientes capítulos hablaremos de esto.

- «Déjalo que llore, que si no te manipula para que le cojas y luego quiere estar siempre en brazos» o «Déjalo que llore, es bueno. Llorar ensancha los pulmones».

Consecuencias: Entiendes que nadie atiende tu llanto.

Según afirma el psicólogo Manuel Hernández Pacheco, uno de mis máximos referentes actuales en la teoría del apego, si dejáramos a un bebé en medio de un bosque sin el acompañamiento de un adulto, empezaría a llorar inmediatamente tras la separación (conducta de protesta ante la sensación de abandono). Lloraría minutos e incluso horas sin parar, esperando y deseando que el adulto le escuchara y acudiera en su rescate para poder regular sus necesidades. Pasaría el tiempo sin que el bebé pudiera calmarse por sí solo, mientras que sus necesidades seguirían aumentando. Al rato, el bebé cesaría por fin su llanto. ¿Por qué? Imaginemos que ni el frío ni el calor ni los animales han podido hacerle daño alguno. ¿Por qué entonces el bebé dejaría de llorar? ¿Acaso ha logrado calmarse por sí solo? No. La respuesta correcta es algo más oscura: el bebé ha comprobado que el llanto, la única herramienta que conoce para emitir sus protestas y calmar así sus necesidades, no funciona, se ha agotado y ha decidido dejar de usarla. Su necesidad de regulación sigue ahí, tiene muchas «barritas en rojo» (como en *Los Sims*) y, sin la asistencia de un adulto que las perciba, es probable que el bebé termine muriendo. Fisiológicamente hablando, se ha producido un agotamiento de su sistema adrenal (la psiquiatra Marian Rojas lo denomina «agotamiento de cortisol»), lo cual le impide seguir solicitando ayuda. De alguna manera, en el plano fisiológico, lo que sucede es que el propio cuerpo se ha cansado de mantener el estado de alerta y ya no puede generar más estrés.

Con esto no quiero decir que un bebé vaya a morir por dejarlo dormir solo y en la oscuridad, pero sí creo que, con los años, traerá consecuencias. Estamos hablando de una persona que, a su corta edad, **está empezando a descubrir que sus cuidadores primarios no siempre están disponibles.**

¿Te imaginas diciéndole a tu pareja «No me pidas abrazos, que luego te los doy y te acostumbras a ellos»? ¿O a una amiga que tiene un problema: «Llora, así ensanchas los pulmones», mientras la ignoras? Suena bastante invalidante, ¿no?

- **«Lo mejor que puedes hacer es dedicarte a esta profesión (una que tus padres consideren digna)».**

Consecuencias: Aprendes a perseguir un deseo de tus padres proyectado en ti, y no el tuyo propio. Y, para más inri, dado que ellos reforzarán positivamente cualquier conducta relacionada con su deseo, sentirás que solo pasan cosas buenas cuando tu comportamiento va dirigido al logro de esas metas que te han impuesto de manera indirecta. Esto hará que te sientas bien y válido cuando hagas lo que tus padres quieren y culpable cuando hagas otra cosa totalmente diferente, aunque esta te guste y te llene más.

- «Si obedeces, eres bueno» o «Si te portas mal, no te quiero».

Consecuencias: Entiendes que, para que los demás te quieran, es importante comportarte de manera sumisa. Eso te hará tener problemas para poner límites. Probablemente, termines desarrollando el llamado «síndrome de la niña buena».

- Pones un límite y te responden con indignación: «¡Con lo que yo te quiero, y vas y me haces esto!».

Consecuencias: Este tipo de frases se emplean a modo de manipulación. Aprendes que poner límites en una relación es malo porque eso implica que no quieres a la otra persona. Esto se reflejará en tus relaciones de pareja, más adelante, y si las hubiera.

- «¿No quieres darle un besito al tío? Venga, dáselo, que te quiere mucho».

Consecuencias: Aprendes que tus límites no valen y que es importante hacer lo que se espera de ti, aunque no te guste o no quieras. De hecho, una de las claves para evitar abusos sexuales en la infancia es respetar este tipo de límites siempre.

- «Un 7 es muy buena nota, pero tu amiguito Jaime ha sacado un 9. La próxima vez hay que estudiar más para ganarle, ¿vale?», «Mira a tu prima Claudia, ella se ha portado superbién porque se ha comido toda la comida, no como tú», o «Ya podría mi hijo ser como el tuyo».

Consecuencias: Cuando los adultos dicen estas cosas, aprendes que no eres suficiente y debes compararte continuamente para sentir que vales. Esto condiciona el desarrollo de tu personalidad, dado que, en lugar de descubrir quién eres realmente, prefieres terminar «copiando» personalidades que tu entorno aprueba. Hay personas que aprenden esto desde muy temprano y desarrollan una capacidad impresionante para mimetizarse en el grupo social con el que estén en ese momento.

- «¡Con todo lo que hemos hecho por ti!».

Consecuencias: Esta frase se suele emplear a modo de manipulación. La intención es generar lástima y culpa. Tus padres hacen por ti lo que quieren, nadie los obliga a darte nada que ellos no deseen. Por eso es injusto que luego te lo echen en cara de esta manera. Cuando lo hacen a menudo, entiendes que es mejor apartar tus emociones, metas, anhelos, etc., para contentarlos.

- «No llores, que tampoco es para tanto» o «Qué exagerado eres».

Consecuencias: Estas expresiones determinan que pienses que tus emociones no son importantes, que no es correcto sentirte como te sientes. A la larga, te parecerá que es una tontería que llores, que molestas y que eres muy sensible y exagerado.

Para un niño, mantener el vínculo con sus adultos de referencia es mucho más importante que su propio bienestar. Por eso, ante todas estas situaciones invalidantes, suele ceder y desarrollar comportamientos sumisos. Hay personas que se estancan en ellos toda la vida y siguen con esa premisa incluso cuando son adultos, por lo que suelen convertirse en víctimas de la dependencia emocional.

EL SÍNDROME DE LA NIÑA BUENA

Lo mencioné en el anterior apartado como una consecuencia de situaciones de invalidación emocional en la infancia. Ahora es el momento de profundizar en el concepto.

El síndrome de la niña buena se da en aquellas personas que dan más importancia a los **deseos y necesidades de los demás** que a los suyos propios. La mayoría de personas que lo sufren son mujeres, aunque también puede darse en hombres.

Las personas que lo padecen:

- Se vuelcan en **complacer** a los demás antes que a ellas mismas.
- Se muestran muy **serviciales**.
- Son tan **prudentes** que prefieren no hablar con tal de no ofender.

- Les cuesta mucho **poner límites**.
- Tienen **miedo a decepcionar** a los demás.
- **Repasan** una y otra vez los mismos errores, especialmente si consideran que han podido fallar a alguien.
- Su **valía personal** depende de lo que opinen de ellas las otras personas.
- Dejan para lo **último** su propio bienestar.
- Suelen sentir mucha **culpa**.
- **Evitan los conflictos** con los demás.
- Tienen muy en cuenta **lo que digan los otros de ellas**.
- Suelen ser personas **obedientes y sumisas**.
- Viven intensamente el **rechazo**.
- **Sacrifican** su propia felicidad para construir la de otras personas (parejas, amigos y familiares).
- Tienden a **idealizar** a los demás.
- Consideran que todas las personas tienen buenas intenciones y, si no las tienen, hay que ayudarlas a que las tengan (se hacen responsables de este proceso).
- Piensan algo así como «Si yo soy buena, todos serán buenos conmigo».
- Cuando alguien les engaña, se creen responsables del engaño: «Esto fue por mi culpa».

Hay aspectos de la infancia que influyen en el desarrollo de este síndrome como, por ejemplo:

- Ambientes de **mucha exigencia** en los que cometer un error no se contempla y, si este se produce, se hace mucho hincapié en él desde una perspectiva muy negativa.
- Recibir frases como: «Con ese carácter no te querrá nadie», «Esas cosas no las dice una señorita», «Si no te portas bien, no eres una niña buena».

Si te has sentido identificado con esta descripción, quiero decirte algo: **no eres una niña buena ni mala, porque no has nacido para complacer a nadie**; eres una persona que desea quererse y respetarse y que los otros la respeten. Por eso, pondrás tus límites cuando sea necesario, porque tu responsabilidad no es contentar a los demás. No vas a cargar con nada ni con nadie que no te corresponda. Y, si con esto alguien se enfada, pues que se enfade; porque sí, las otras personas tienen derecho a enfadarse, pero tú también tienes derecho a decir lo que piensas. Al comunicar algo, tu única responsabilidad es hacerlo de manera asertiva. Y si, aun así, la otra persona se enfada, que se enfade. No puedes ceder ante cosas que no quieres o tragar con situaciones que te duelen por miedo a la reacción de los demás.

Por eso, recuerda dos cosas:

Las personas que se enfadan cuando pones límites son aquellas que se aprovechaban de ti cuando no los ponías.

Que a alguien le siente mal que pongas límites dice más de esa persona que de ti.

LO QUE HACE QUE NUESTRAS RELACIONES NO SEAN UN LUGAR SEGURO

Lo primero que hacemos cuando procesamos un peligro es buscar el contacto con otros, por ejemplo, a través de la mirada. Fíjate y comprobarás que tengo razón. Si estás con tus amigas tomando café y de repente escucháis un ruido muy fuerte, lo primero que hacéis es miraros las unas a las otras.

En los animales y los niños también ocurre, aunque de una manera más dependiente. Hay un vídeo en internet muy gracioso de un elefantito que se cae mientras juega a perseguir pájaros. En él se ve cómo el animal se levanta rápidamente y, asustado, va corriendo a refugiarse al lado de su mamá. Esta conducta también la comparten los humanos: ante cualquier peligro o situación cuya amenaza no determinan con exactitud, miran a papá y mamá o van corriendo a su lado y los abrazan.

Esto quiere decir que, pase lo que pase, siempre buscamos la conexión con los demás.

Sabemos que hay muchas cosas que pueden hacer que nuestra relación no sea un lugar seguro. Como vimos en *Me quiero, te quiero*, existen muchas conductas y actitudes tóxicas que pueden marchitar nuestra relación de pareja y condicionar nuestra percepción del vínculo emocional: la ley del hielo, la manipulación, el refuerzo intermitente, el *ghosting*, etc. Sin embargo, cuando analizamos las relaciones en términos más generales, observamos que la base que alimenta una sensación de seguridad o inseguridad en una relación es la confianza que tenemos sobre la misma. Y no, no me refiero a la confianza única y exclusiva de que nuestra pareja no cometa una infidelidad;

me refiero a la confianza de saber que tenemos una relación sólida y que la otra persona es **nuestro refugio**, pase lo que pase. Que podemos buscar una conexión con ella en cualquier momento y que la encontraremos.

Te voy a hablar de un concepto fascinante: el **círculo de seguridad parental**.

El círculo de seguridad es un programa de intervención desarrollado por Bert Powell, Glen Cooper y Kent Hoffman para apoyar a padres que quieren establecer un vínculo de apego seguro con sus hijos. Pero, ojo, porque yo voy a ir un paso más allá. Desde mi trabajo en consulta, he comprobado que el círculo de seguridad es también aplicable a las relaciones entre adultos, del tipo que sean.

El círculo se divide en tres partes: manos, exploración y regreso. Veamos cada una de estas partes en detalle.

Manos: La palabra «manos» es, en el círculo, sinónimo de seguridad. Las manos del adulto responsable del niño están ahí para lo que este necesite, y acompañan la exploración del mundo que rodea al pequeño.

Exploración: El niño se siente seguro explorando el entorno porque sabe que el adulto está en la sombra, disponible para cubrir cualquier necesidad. En esta fase, el adulto debe vigilar al niño, ayudarle, alegrarse y disfrutar con él.

Regreso: El niño vuelve a las «manos» del adulto para cubrir sus necesidades, que pueden ser protección, consuelo, alegría por algún logro y gestión de las emociones.

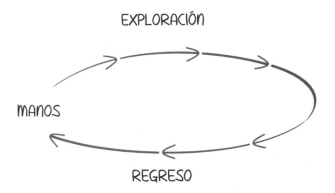

Los creadores de este círculo sostienen que estas tres partes son las claves para que la relación cuidador-niño se considere un lugar seguro para el pequeño. Pero voy a plantear dos preguntas al respecto.

¿Qué pasa en la edad adulta si no ha habido círculo de seguridad en la infancia?

Para responder, quiero que me acompañes a ver un par de ejemplos.

Arancha era una paciente que vino a verme a la consulta porque quería mejorar su autoestima. Antes de meternos en materia, le sugerí que era importante conocer su historia y entender qué le había pasado años atrás para poder averiguar de dónde venía esa imagen tan negativa que tenía de sí misma. Y así lo hicimos. Dimos un repaso por sus vivencias y nos detuvimos en un pequeño detalle que me sirvió para explicarle lo que hoy te estoy contando a ti.

Explicó que recordaba con bastante claridad una escena en la que le enseñaba un dibujo a su madre cuando apenas tenía nueve años. Recordó el desinterés que mostró esta y lo relacionó con otras tantas veces que había tenido la misma reacción.

Aquella Arancha, como cualquier niño de su edad, había salido de las **manos** del círculo para **explorar** su capacidad artística. Ante el resultado se sintió orgullosa y quiso compartirlo con su madre (**regreso**). La respuesta que hubiera fortalecido el apego seguro del vínculo habría sido alegrarse con la niña del triunfo.

Tenía claro que uno de los factores que hacía que Arancha tuviera una imagen muy negativa de sí misma había sido este. **Su cuidador principal le había transmitido en repetidas ocasiones la sensación de que sus logros no merecían la pena,** y terminó desarrollando el síndrome del impostor (más adelante veremos qué es).

Por supuesto que la madre de Arancha no había sido negligente, había estado ahí la mayoría de las veces, en todas las situaciones posibles; sin embargo, nunca le había dado importancia a ese tipo de detalles y eso, de alguna manera, había condicionado a Arancha en su percepción de sí misma. Esto quiere decir que, a veces, incluso teniendo buenos padres, podemos haber vivido situaciones que nos han marcado de manera negativa. No necesariamente hemos de tener padres negligentes para desarrollar heridas emocionales.

Otro caso es el de Rodrigo, que estuvo viniendo también un tiempo a terapia. Tenía ansiedad y la autoexigencia por las nubes desde hacía tiempo. Analizando su historia personal, se dio cuenta del patrón que su padre repetía cuando reaccionaba a las situaciones estresantes. Rodrigo me contó que un día se rompió el brazo cayendo de un tobogán en un parque infantil. Su padre corrió en su ayuda, aunque sin regular primero sus propias emociones, lo que hizo que mi paciente regresara a unas «manos» demasiado ansiosas. El pobre hombre gritaba y lloraba, probablemente del susto. Y, aunque entiendo a la perfección el miedo del padre, quizá no tuvo la mejor reacción en ese momento. El pequeño Rodrigo dependía de su padre, un adulto, para corregularse, pero se terminó contagiando de su estado emocional y percibió la situación de una manera mucho más insegura y escandalosa de lo que podría haber sido. Si el cuidador principal hubiera seguido la metodología del círculo de seguridad parental, esto no habría pasado.

El padre de Rodrigo dejó que mi paciente explorara y, por cosas del destino, el pequeño sufrió un accidente inesperado. Esa primera parte está fenomenal. Si, de manera contraria, el padre le hubiera atosigado en su exploración demostrando ansiedad y miedo con el objetivo de evitar que le ocurriera algo malo, tampoco habría sido bueno para Rodrigo, puesto que no habría sentido esa seguridad y tranquilidad que un niño necesita de su figura referente para explorar sin miedo. **A veces suceden cosas inesperadas, pero que puedan pasar no significa que vayan a pasar.**

Lo que este ejemplo demuestra es que **los adultos tenemos que autorregularnos para poder corregular a los niños.** Para eso, hemos de aprender primero a gestionar nuestras emociones. Se entiende que los padres no siempre hagan las cosas a la perfección. **No existe una crianza perfecta.** Ser lo suficientemente bueno ya es suficientemente bueno.

Es probable que todos los adultos con quienes crecimos pasaran por momentos en los que no estuvieron disponibles para ver qué necesitábamos o para proveernos de ello cuando éramos más pequeños. Y esto es aplicable al presente; incluso si hoy en día nosotros somos los adultos referentes de algún niño. Aceptar que esto es así, evitará que generemos una exigencia irracional para con nosotros mismos y los demás. **Lo importante es estar ahí la mayoría de las veces.** Aunque queramos ser perfectos y no causar heridas emocionales a los más pequeños, eso es francamente imposible.

En el ejemplo de mi paciente Rodrigo, no había ningún tipo de autorregulación en el cuidador principal: atendía al niño dejándose llevar por sus propias emociones, lo que hacía que este se sintiera inseguro. Rodrigo terminó cogiendo miedo al tobogán por un tiempo (no se sentía seguro para explorar en el mismo lugar), aunque luego se le pasó. Pero, a juzgar por la forma que tenía su padre de reaccionar ante el peligro, la manera que tenía mi paciente de percibir el mundo, su visión catastrófica de las cosas, podía venir de haber entendido el entorno a través de los ojos de su padre.

¿Cómo podría haberlo hecho bien? Si el cuidador principal hubiera puesto en marcha el círculo de seguridad parental, se habría aproximado de una manera tranquila al niño, le habría preguntado qué le había pasado, cómo se sentía y si le dolía alguna parte del cuerpo. El pequeño, ante la calma del adulto, a pesar del dolor físico, habría percibido la situación de una manera más segura emocionalmente, sin darle mayor trascendencia. El niño habría entendido que pueden pasar cosas inesperadas, pero que el mundo no es un lugar peligroso porque su adulto referente no lo veía así y que, por tanto, podía seguir explorando con total tranquilidad.

La regulación o gestión emocional es la manera que tenemos los psicólogos de llamar a una serie de habilidades aprendidas que nos ayudan en momentos de malestar y, puesto que son aprendidas, es necesario entrenarlas. **Todos nacemos con un sistema nervioso, sí, pero no venimos al mundo con la capacidad innata de manejarlo; necesitamos conocerlo y entrenarlo.** Así pues, me gustaría que no te sintieras culpable y que no culparas a nadie si alguna vez has tenido la sensación de que no te han entendido o no has atendido como debías. Recuerda que hacer las cosas como sabes y puedes ya es mucho. Siempre hay margen de mejora, y esto está bien porque nos permite crecer y evolucionar.

Esta teoría es interesante porque me parece que, además de aportar un equilibrio en la crianza, también es aplicable a las relaciones con uno mismo y con el entorno (como ya hemos visto en los casos de Arancha y Rodrigo), así como entre adultos, como te decía antes.

Y aquí va la segunda pregunta:

¿Es también importante el círculo de seguridad en las relaciones entre adultos?

La respuesta es sí. Debemos tener la sensación de que nuestra pareja va a estar siempre ahí, esperándonos con los brazos abiertos, pase lo que pase. Cuidado, no digo que esté a nuestro lado, en persona, veinticuatro horas al día; me refiero a que tenemos que sentir que lo está, que es muy diferente. Y no solamente eso, tenemos que sentir que, ante cualquier problema que pueda surgir, el clima no será de castigo o pasotismo, sino que será de interés y entendimiento.

Imagina que un niño hace algo mal y los padres se acercan a él con gritos y cierta actitud agresiva a explicarle lo muy castigado que está y lo mal que lo ha hecho todo. Este procesará lo ocurrido desde el miedo: «He hecho algo horrible, la próxima vez será mejor que no haga nada», «Mis padres me quieren, pero si hago algo que no les gusta, quizá dejen de hacerlo». Sin embargo, si, por el contrario y ante la misma situación, los padres se acercan y le explican calmadamente lo que ha ocurrido, por qué está mal lo que ha hecho y, además, intentan que el niño reflexione con ellos y asimile el mensaje que le quieren transmitir, su reacción será muy diferente: entenderá qué ha hecho mal, pero no procesará la situación desde el miedo. Bueno, pues con las relaciones entre adultos ocurre exactamente igual.

Por ejemplo, si tengo un problema con mi pareja, la manera en la que lo comunique determinará cómo perciba ella el problema, así como, ojo, la relación.

En *Me quiero, te quiero* te hablaba sobre la importancia del apego seguro en adultos a la hora de establecer relaciones de pareja sanas. Si en lugar de estar hablando de figura referente y niño estuviéramos hablando de Juan y Juana, todo sucedería de la siguiente manera.

Juana tiene un problema con Juan. Resulta que él ha olvidado poner una lavadora y ella no tiene disponible una camisa que le hacía falta justo para ese día. Podríamos tener hasta tres opciones de respuesta ante esta situación por parte de Juana:

Respuesta 1. Enfadarse con Juan y, a gritos, decirle lo irritada que está, que siempre hace lo mismo y que está cansada de sus despistes.

Consecuencia 1. Ante la actitud de Juana, Juan se pondrá a la defensiva y se enfrentará a ella. De modo que tendrá la sensación de que el problema es mucho mayor de lo que parece. A la larga, si esto se repite, Juan se cansará de los arranques de ira de Juana y terminará por entender que es mejor no hablar con ella, que discutir es algo malo y que, quizá, la relación de pareja no sea un lugar tan seguro como él creía porque a veces Juana, la persona que se supone que le quiere y quiere pasar la vida con él, parece su enemiga.

Respuesta 2. Enfadarse con Juan y, sin decirle nada, esperar a que él adivine, milagrosamente, lo que le pasa para entonces poder explicarle punto por punto lo indignada que se siente, ya no solo por el olvido de la lavadora, sino por no haberse dado cuenta de su enfado.

Consecuencia 2. Ante la actitud de Juana, la consecuencia será la misma que la primera, añadiendo que Juan no entenderá nada debido a los mensajes contradictorios que ha recibido.

Respuesta 3. Enfadarse con Juan, dejar pasar un tiempo para intentar tranquilizarse antes de reaccionar y, una vez que se encuentre lo suficientemente calmada como para comentarle que necesita hablar con él, hacerlo transmitiéndole su disgusto con palabras sosegadas.

Consecuencia 3. Ante la actitud de Juana, Juan permanecerá tranquilo, lo que le ayudará a ponerse en el lugar de su pareja y entender el disgusto puede estar sintiendo. Juan tendrá la sensación de que el problema no es trascendental, pero sí importante para Juana. A la larga, esta manera de resolver los conflictos determinará un vínculo sano y seguro en la relación de pareja. El mensaje que ambos recibirán inconscientemente de la situación será: «No importa qué problema tengamos, siempre podemos comunicarlo, escucharnos, entendernos y solucionarlo como un equipo. Discutir es algo bueno porque nos permite evolucionar como pareja. Nos queremos».

La respuesta 3 es la única que corresponde a una actitud propia de un apego seguro en adultos y, por ende, a una relación sana y segura.

LA INDEPENDENCIA EMOCIONAL NO EXISTE

Se ha puesto de moda hablar de «independencia emocional» para referirse a todo lo que no es dependencia emocional, pero lo cierto es que **lo contrario a la dependencia emocional es una relación sana**, y, en una relación sana, el vínculo que se establece es **interdependiente**. Este lo podemos encontrar en toda clase de relaciones sanas, ya sean de amistad, de pareja o de familia, y consiste en compartir cosas con la otra persona, así como espacio mutuo, pero también respetar el tiempo y el espacio individual de cada una de las partes.

No podemos ser independientes emocionalmente porque los humanos somos seres sociales y necesitamos el contacto con los demás (de hecho, como te decía más arriba, lo buscamos).

Podemos trabajar en nosotros mismos y aprender a manejar nuestras emociones, nuestros pensamientos y conductas, pero de ahí a anhelar una independencia o un aislamiento emocional total del resto de personas hay un trecho. Cualquier cosa que hagan los demás puede afectarnos, por muy «independientes emocionalmente» que queramos ser. De hecho, de esta idea de la interdependencia y de lo que supone mantener relaciones sanas nace el concepto de **responsabilidad afectiva**, que, aunque ya lo tengas desarrollado al detalle en el libro *Me quiero, te quiero*, quiero recordarte que hace referencia a que todo lo que decimos y hacemos (o lo que no decimos y no hacemos) tiene sin lugar a dudas un impacto en los demás.

Por esto mismo, es importante que tengamos personas alrededor que nos hagan la vida un poquito más fácil, acompañándonos, escuchándonos y aconsejándonos en los momentos difíciles. A veces, un abrazo o la ausencia de este marca la diferencia.

Yo creo que la fórmula del bienestar incluye las relaciones sociales, y creo que querer sentirnos bien sin contar con esta variable es una utopía.

Tampoco se trata de esperar a que alguien venga a salvarme de mi malestar y me traiga la felicidad que yo no he sabido construir por mí mismo, o de ser incapaz de romper una relación aun sabiendo que mantenerla me produce malestar, porque eso sí sería dependencia emocional. Solo digo que estamos hechos para vincularnos los unos con los otros y que no podemos ignorar nuestra propia naturaleza por una moda con tendencia individualista.

Los niños necesitan conectar con los adultos para determinar cómo deben sentirse, este es el motivo principal por el que se dice que son afectivamente dependientes. Los adultos, por el contrario, no necesitamos saber cómo reaccionan otros adultos para sentirnos de una manera u otra, pues tenemos la capacidad de conectar primero con nosotros mismos y luego con los demás.

Pero esto no quiere decir que podamos vivir aislados del resto. Los adultos también necesitamos rodearnos de personas que nos acompañen o que nos ayuden a sentir que estamos en un lugar seguro, sobre todo cuando las cosas van mal. Esto nos da confianza y nos permite evolucionar.

EL SÍNDROME DEL IMPOSTOR

Te decía antes que Arancha terminó desarrollando el síndrome del impostor. Se trata de un fenómeno psicológico que consiste en que la persona siente que sus logros no merecen la pena, que no es lo suficientemente capaz de llevar a cabo sus tareas.

El síndrome del impostor se caracteriza por que la persona afectada considera que no tiene las capacidades o la experiencia necesaria para hacer algo; siente que es un fraude.

Perfil de personas que padecen el síndrome del impostor:

- Son personas muy exigentes y perfeccionistas. Se esfuerzan mucho por conseguir las cosas.
- Tienen el miedo irracional a que los demás «descubran» que su éxito no es real.
- Atribuyen los éxitos a factores como la suerte, una situación fácil, etc.
- Se creen incapaces de cumplir nuevos retos.
- No confían en sí mismos.
- Tienen miedo a ser juzgados.
- Tienen miedo a defraudar a los demás.
- Creen que el resto de la gente sabe mucho más que ellos, sobre todo en el trabajo o los estudios.

Si te sientes identificado con la mayoría de puntos que acabas de leer, apunta estos consejos para gestionar el síndrome del impostor:

- Identifica a tu «yo impostor» cuando salga.
- No creas las cosas que te dice cuando aparece, porque siempre están basadas en la inseguridad y el miedo. No son racionales.
- Haz una lista con tus logros para recordarte las cosas que has conseguido con tu esfuerzo y debilitar así a tu yo impostor.
- Ante los elogios que recibas, da simplemente las gracias.
- Piensa en la parte positiva de tus errores (pista: siempre se puede aprender de ellos).

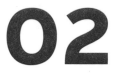

02

Heridas emocionales

LA MOCHILA EMOCIONAL

Me gusta decir que todo aquello que experimentamos a lo largo de nuestra vida pasa a nuestra mochila emocional. Esta metáfora viene a decir que las huellas emocionales, tengan la forma que tengan, irán con nosotros a todas partes y condicionarán nuestras vivencias. **Lo que aprendamos durante la infancia, se reflejará en la adolescencia. Lo que aprendamos en la infancia y adolescencia, se reflejará en la edad adulta.**

Si fuiste invisible para tus adultos, aprendiste a no contar con nadie.

Si abusaron de ti, aprendiste a desconfiar de la gente.

Si te manipularon, aprendiste a manipular y lo normalizaste.

Si te invalidaron emocionalmente, aprendiste a invalidarte a ti mismo y a los demás.

Si siempre te exigieron más, aprendiste que no eres suficiente.

Si te sobreprotegieron, aprendiste que el mundo es un lugar peligroso.

Si confiaron en ti, aprendiste a confiar en ti mismo y en los demás.

Si te dejaron explorar con seguridad, aprendiste que tú solo sí puedes.

Si te amaron de manera sana y segura, aprendiste a amar de manera sana.

Interiorizamos los mensajes emitidos por nuestros cuidadores principales y crecemos con esa percepción de nosotros mismos y del mundo que nos rodea.

Antes de lanzarme a escribir este libro, sentí, como ya sabes, la necesidad de volver a trabajar en mí misma. El *breakdown*, como lo llamo yo, me invitó a parar, entender la situación y aceptarla para poder soltar la ansiedad, así que fui a casa de mis padres un día y me puse a ver fotos de cuando era pequeña (actividad altamente recomendada si quieres trabajar y comprender tu historia). Pasé la tarde entera entre álbumes y recuerdos. Esto me permitió recuperar imágenes, pensamientos y emociones del pasado.

Creo que he tenido una infancia muy feliz. Mis padres siempre han estado pendientes de mis necesidades, me han apoyado en las situaciones difíciles y han celebrado mis logros. Nunca me han metido en sus problemas de adultos. En definitiva, han sido un buen refugio emocional y unas «manos» seguras de las que partir y a las que regresar.

Aun así, en aquel momento sentí que tenía que adentrarme en un terreno que llevaba mucho tiempo esperándome: la historia de mi padre.

Mi padre, como te conté en la introducción, trabajaba muchas horas fuera de casa. Esto no era ningún problema, porque luego se esforzaba en recuperar el tiempo perdido con su familia.

Recuerdo los fines de semana en el campo viendo las estrellas. Me compró un telescopio para enseñarme la luna de cerca, y me habló sobre la inmensidad del espacio y los secretos que la noche guardaba.

Recuerdo las mañanas jugando al escondite en casa o las noches viendo pelis en el salón todos juntos.

Mi padre es diseñador de zapatos, así que también me acuerdo de cuando me llevaba a su estudio, me explicaba en qué consistían sus tareas y luego ponía música mientras los dos dibujábamos.

Una vez, viendo la peli *Godzilla* tuve miedo, así que la paró y, junto con mi madre, me explicaron que probablemente Godzilla fuera un muñeco y detrás del set hubiera alguien tomándose un refresco de cola mientras disfrutaba de su creación. Eso me hizo sentir tranquila y segura. No debía tener miedo porque no había nada de lo que temer.

Una de las cosas que aprendí de mi padre y que más positivamente me ha condicionado fue entender y explicar los problemas personales con la ayuda de esquemas. Cuando tenía algún problema, fuera el que fuera, tocaba a la puerta de su despacho y decía: «¿Puedo pasar? Tengo un problema». Él me escuchaba atentamente mientras yo le contaba todos mis dramas del momento. Al terminar, cogía papel y boli y comenzaba a transformar la información que yo le había dado en líneas, círculos y dibujos varios. Una vez que el problema estaba representado de manera gráfica, me preguntaba: «¿Qué crees que podemos hacer con todo esto?». Ahora que soy mayor creo que esa pregunta la hacía para que saliera de mi parálisis y pensara por mí misma, porque, hoy en día, algo me dice que él ya sabía la respuesta. Así, trabajaba conmigo el tiempo que fuera necesario, me hacía reír —creo que gracias a eso ahora soy capaz de reírme de todos mis dramas, algo que me permite afrontarlos con mayor seguridad— y, cuando me sentía mucho más calmada, daba por finalizada «la sesión», entonces salía contenta de su despacho y dispuesta a comerme el mundo.

Todos los días me acuerdo especialmente de esto porque todos los días explico a mis pacientes las cosas con esquemas gráficos, tal y como lo hacía mi padre conmigo. Incluso a veces creo que mi mente solo funciona de esta manera.

Como ves, mi padre estuvo presente todo lo que se pudo permitir y, además, lo hizo muy bien. El tiempo que no estaba conmigo físicamente lo recuperaba emocionalmente.

Mi madre siempre estuvo muy presente, tanto de manera física como emocional. Me despertaba por las mañanas, me preparaba el desayuno, el almuerzo y la merienda; me llevaba al cole y me recogía, cuidaba de mí cuando enfermaba, me ayudaba a hacer mis deberes y me preguntaba todos los días por los estudios y las novedades del colegio (más adelante, por los del instituto también). Me aconsejaba, me acompañaba cuando iba de compras, jugaba, bailaba, cocinaba y pintaba conmigo, me llevaba al parque, me explicaba cosas de la vida cotidiana y, de vez en cuando, me compraba chuches. Siempre ha sido la primera persona a la que he acudido cuando he tenido problemas, porque ella siempre me ha entendido, me ha guardado secretos y ha reído y llorado conmigo.

Tanto mi padre como mi madre se han sentado conmigo cuando los he necesitado, me han apoyado, me han dado alas y me han dicho, con y sin palabras: «Puedes volver cuando quieras; esta siempre será tu casa».

Cada uno a su manera ha sabido estar presente en mi vida la mayoría de las veces y, gracias a eso, crecí con un apego seguro. Creo que he tenido muy buenos padres.

Alguna bronca cayó de vez en cuando, no te voy a mentir, pero es que cuando somos pequeños necesitamos límites (poner límites no descarta un apego seguro).

Sin embargo, y aquí estaba el quid de la cuestión, mi padre siempre había sido muy exigente consigo mismo, y de alguna manera eso era lo que yo terminaría aprendiendo también sobre la vida.

Después de darle muchas vueltas, un día decidí enfrentarme a la temida verdad.

Trabajar tu propia historia tiene esto, que quieres saber, entender y averiguar, pero al mismo tiempo no quieres. El miedo a remover emociones dolorosas se apodera de ti y lo vas postergando cada vez más, por temor a que te haga sufrir lo que puedas descubrir. Pero hay que ser valientes, porque luego lo agradeces.

Estábamos en el campo, habíamos terminado de comer y estábamos haciendo la sobremesa. Sin pensarlo mucho, le dije a mi padre que quería hablar con él a solas.

Creo que nunca me habría atrevido a pronunciar esas palabras si no hubiera tenido que escribir este libro; pero quería contarte cómo había sido mi trabajo emocional, y para ello necesitaba abrir esa caja de Pandora. Sentía miedo por todo lo que podía descubrir, y a la vez vergüenza por expresar las conclusiones que yo sospechaba. Pero siempre he pensado que no hay nada mejor que trabajarse a uno mismo antes de trabajar con los demás, pues eso te brinda una oportunidad excelente para comprender a quien tienes delante.

Mi padre se levantó y, sin dudarlo, vino a pasear conmigo por el campo mientras charlábamos.

—Necesito saber cómo fue tu infancia.

Sin entender muy bien por qué le hacía esa pregunta, comenzó a contarme cosas que yo ya sabía: que era el mayor de cinco hermanos, que no pudo estudiar porque sus padres no pudieron costearle los estudios y que tuvo que empezar a trabajar desde muy joven en el calzado, uno de los sectores ilicitanos que por aquel entonces más salidas laborales tenía.

Era un buen punto de partida, así que seguí preguntándole acerca del sentimiento de responsabilidad latente en sus palabras.

—Sentía que era mi deber cuidar de mis hermanos y de mi familia. Mis padres ganaban muy poco dinero y necesitaban ayuda para poder sacarnos a todos adelante, así que hice lo que creí que era lo correcto —dijo mientras fijaba la mirada en el horizonte.

Saber eso me partió el corazón. Ahora empezaba a entender muchas cosas.

Paseamos largo y tendido mientras mi padre hacía un repaso a su vida y me contaba anécdotas. Ser el mayor le había hecho sentir que debía obrar de cierta manera, luchar por los demás, mostrarse fuerte y tener un gran sentido del deber. Y eso, querido lector, significaba ser altamente responsable y exigente con uno mismo.

Yo, desde pequeña, había observado el impecable comportamiento de mi padre. Nunca fallaba, nunca se equivocaba; siempre mantenía todo bajo control y preveía las cosas con muchísima antelación. Se suele decir que «a quien buen árbol se arrima, buena sombra le cobija», y nada más cierto. Mi cobijo era la sombra de un superárbol que se había esforzado toda la vida para proteger a sus seres queridos y no decepcionar a nadie. Tanto que conmigo resultó algo sobreprotector.

No es necesario ser un superpadre para ser un buen padre, pero **¿acaso hay alguien que sepa exactamente cómo ser buen padre o madre, alguien que no dude nunca de sí mismo y lo haga todo siempre perfecto, sin pasarse o quedarse corto?** Yo no sé si sería buena madre, pero sí sé que, como miles de padres y madres en este mundo, haría todo lo posible por serlo, y confío en que eso ya es suficiente.

La hipervigilancia que mostraba mi padre conmigo me hizo entender que quizá el mundo fuera un lugar peligroso. No me dejaban hacer muchas cosas sola, y creo que la palabra «cuidado» es la que más me han repetido a lo largo de la vida. Y lo entiendo, de verdad que lo entiendo. Yo vine al mundo siendo una niña muy esperada, y mis padres no podían permitirse el lujo de perderme. Me permitieron autonomía, por supuesto, pero, según mi madre, luché bien por ella diciendo desde bien pequeña las palabras «yo sola». Menudo carácter traje al mundo. Apuntando maneras desde bien pequeña.

Repasé en voz alta todas las cosas bonitas que recordaba de mi infancia con él y le dije:

—Papá, no pretendo echarte nada en cara. Al contrario, admiro mucho todo lo que has hecho por mí. Pero sé que una persona cuyas vivencias le han enseñado a ser exigente y responsable terminará, sin querer, reflejando esto en la educación de sus hijos. Y ahora creo que quizá esto ha tenido cierto peso en mi sentimiento de no ser nunca suficiente.

Respiró profundamente, asintió y con los ojos llorosos me dijo:

—Yo solo quería hacer las cosas bien.

Sin poder evitarlo, me eché a llorar —tal y como lo estoy haciendo ahora mientras escribo estas palabras— y le contesté:

—Y yo solo quería que te sintieras orgulloso de mí y que vieras que sí puedo.

Creo que intercambiar esas palabras fue como enterrar el hacha de guerra después de tantos años, porque peleé con él muchas veces por mi independencia.

Durante mi adolescencia me sentí apartada y ahogada en varias ocasiones. Sentí que me quiso proteger tanto que me invalidó cientos de veces e inconscientemente me trasladó el miedo que tenía él de que me pasara algo, lo cual hizo que, en muchas ocasiones, yo tuviera miedo de que me pasara algo a mí o a mis seres queridos. A menudo cayó en el catastrofismo intentando evitarme problemas y advirtiéndome de las posibles consecuencias de mis actos, lo que me condicionó a rumiar las cosas una y otra vez hasta el agotamiento. No quería verme sufrir, no quería que me equivocara, pero equivocarme y sufrir también formaba parte de mi desarrollo personal. ¿Cómo iba a aprender a enfrentarme sola a las adversidades si no? Así que no te negaré que de adulta muchas veces canalicé mi propia frustración echándole la culpa de todo. Lo hice solo mentalmente, porque me parecía injusto llegar y soltarle: «Ey, tú tienes la culpa de todo lo que me pasa ahora», en realidad sentía que eso no era del todo así. Intuía que había una pieza del puzle que me faltaba, por lo que no podía sacar conclusiones de una manera tan precipitada, y más sabiendo que con el pasado ya no se puede hacer nada y lo único que generaría en él sería un gran sentimiento de culpa. Tenía la impresión de que, más que trabajo suyo, era trabajo mío, y no me equivocaba.

Los dos nos abrazamos muy fuerte durante un largo rato. Al separarnos me contestó intentando sonreír:

—¡Ya estoy muy orgulloso de ti! Por mí puedes parar ya, ¿eh?

Me reí y le conté lo mal que lo estaba pasando esos últimos meses. Hablé sobre la ansiedad y el cansancio, y le confesé que no podía más. Para mi sorpresa, teníamos en común muchas más cosas de las que pensaba. Él también había sufrido ansiedad años atrás, por eso, como persona que ha sabido darle un sentido positivo a su vivencia y como padre, me dijo:

Tú eres lo primero,
que no se te olvide.

A mis treinta y dos años, aún hoy mi padre sigue catastrofizando de vez en cuando, pero ahora entiendo que lo hace con su mejor intención y con un objetivo claro: protegerme. Así que, siempre que le escucho pronosticar un resultado extremadamente negativo sobre algo, le digo: «Es verdad, papá, tendré en cuenta todo lo que me estás diciendo», y con eso consigo que se quede tranquilo.

Podría darle una *masterclass* acerca del miedo, la preocupación, el catastrofismo y la ansiedad, herramientas psicoeducativas no me faltan, pero no puedo hacerlo.

Es mi padre, yo no soy quién para darle lecciones de nada. En una familia (o sistema) cuyos roles están bien marcados (los padres hacen de padres y los hijos hacen de hijos), asumir el rol de padre para aleccionarle sobre cosas de la vida generaría un desequilibrio en el sistema lo suficientemente incómodo como para que él se pasara por el arco del triunfo lo que le digo y siguiera haciendo lo mismo de siempre. Los padres tienen que ser padres y los hijos tienen que ser hijos. El día en que mi padre necesite hablar del miedo, hablaré con él. Mientras tanto, me mantendré al margen y, como mucho, le sugeriré alguna cosa sutilmente: «Papá, me he leído este libro buenísimo (libro sobre ansiedad, miedo, etc.), ¿te apetece que te lo deje y le echas un ojo?».

Dentro de estas sugerencias sutiles, me permito (y me permite) bromear, así que a veces grito: «¡El fin del mundo está cerca!» o le digo que sería superbuén guionista para la peli de *Destino final*. Otras veces me río y le contesto de buen rollo: «Papá, llevo unos cuantos años viviendo sola y aún no me he muerto. Creo que sé cuidarme sola». En fin, lejos de irritarme como había hecho otras veces, ahora percibo su actitud de otra manera. Simplemente recuerdo por qué actúa así, acepto su mochila emocional, le acepto a él y me acepto a mí.

Entender su historia me permitió entender por qué se comportaba cómo lo hacía conmigo y pude transformar mi pensamiento, mis emociones y, con ello, mi relación con él. Creo firmemente que esta es la clave.

A veces pecamos de idealizar a papá y a mamá, y cuando no hacen las cosas que esperamos que hagan nos enfadamos. Pero se nos olvida que ellos también son humanos, que tienen sus historias y sus heridas emocionales, y que pueden fallar o simplemente actuar como mejor creen y no como esperamos que lo hagan.

Ahora recuerdo la de veces que presencié momentos de invalidación emocional hacia mi padre. Toda mi vida escuché que los demás le decían: «¡Qué exagerado eres!». Siempre. Y esto, por empatía hacia él, me duele, porque, aunque sé que esa «exageración» formaba parte de la sobreprotección que reflejaba en mí y que tanto me afectó, él nunca tuvo a alguien que le dijera: «Entiendo que te preocupes por tu hija, la quieres mucho y no quieres que le pase nada malo». Nunca. Me quejé de invalidación hacia mí, pero él también la vivió durante toda su vida.

Ya te he dicho que esto no era fácil.

Entiendo que hay relaciones familiares muy complicadas y no pretendo compararme contando mi historia ni pretendo que hagas lo mismo que yo hice, pero sí me gustaría trasladarte con esta historia algo que, tanto para mí como para mis pacientes, ha marcado un antes y un después: la capacidad de conocer, comprender y aceptar la mochila emocional de quienes nos rodean.

¿ES NECESARIO PERDONAR A LOS DEMÁS?

Perdonar no siempre es olvidar y, desde luego, nunca requiere justificar o buscar una excusa para el daño que te hicieron. Tampoco implica reconciliarte con la persona que te hirió o que no deba haber consecuencias.

Perdonar es ser capaz de dejar atrás lo que te dañó; cerrar una puerta al pasado y continuar con una vida libre de cargas emocionales.

Perdonar es soltar el daño.

Y esto, en ocasiones, no es nada fácil.

Tengo pacientes que, tras intentar hasta lo imposible reconducir su relación o poner todo tipo de límites a sus familiares, han decidido romper lazos. Entienden lógica y emocionalmente cómo pudieron sentirse sus familiares; conocen sus historias y, aunque esto les ha permitido perdonarles, han decidido no olvidar porque creen que el daño causado es demasiado intenso como para intentar recuperar el vínculo. Al final, cada uno es dueño de su vida y sabe lo que le conviene y lo que no. También he conocido a personas que no querían empatizar con sus padres puesto que consideraban que no podían generar ningún tipo de sintonía con ellos por todo el daño que habían recibido de ellos a lo largo de su vida. Eran personas víctimas de padres negligentes, violentos y altamente manipuladores.

No poder empatizar cuando te han hecho tanto daño es normal. En situaciones extremas el ser humano es incapaz de ello, hacerlo nos pondría en conflicto con nuestros valores y nos llevaría a una confrontación con el propio ser para la que nadie está preparado. Sin embargo, estas personas deciden perdonar y con ello «soltar» para liberarse del yugo con el que convivieron durante tantos años. «Ya me hizo suficiente daño durante toda mi vida, no voy a dejar que su recuerdo siga haciendo lo mismo con mi presente», me dijo Alicia, antes de soltar para siempre el gran peso emocional con el que convivió tantos años a causa de su madre.

Las relaciones familiares, como las de pareja o las de amistad, también pueden ser relaciones tóxicas.

El manejo de estos lazos tan íntimos es muy complejo y muchas veces, aunque se haga un trabajo monumental al respecto, las personas afectadas deciden que lo mejor es poner un punto y final. Y no hay nada de malo en ello. Es respetable y, en ocasiones, lo mejor.

Perdonar a quien sea, tengamos con esa persona el tipo de vínculo que tengamos, requiere tiempo y mucho trabajo personal. Al final, hablamos de pasar página, de apartar las emociones que te anclan al pasado y de liberar carga en tu mochila emocional.

Pero si buscas la calma, necesitas perdonar.

Creo que hasta el dolor más intenso puede transformarse en nostalgia y recuerdo cuando nos permitimos avanzar y renunciar a la venganza.

No olvides si no quieres. No hagas como si nada cuando te cruces con esa persona si no te apetece. Rompe vínculos si no hay otra opción. Pon límites definitivos si lo crees necesario.

Pero perdona.

Perdona porque el rencor va ganando terreno poco a poco hasta que te atrapa por completo, y cuando estás atrapado, la única persona que sale perdiendo eres tú.

LA HERIDA EMOCIONAL

Las heridas emocionales son secuelas psicológicas que las experiencias dejan en nosotros. Son heridas sin curar que cargamos en nuestra mochila emocional y que se originaron cuando aún no teníamos las herramientas para poder afrontar situaciones complicadas. A veces, no tienen nada que ver con lo que ocurrió objetivamente, sino con lo que interpretamos de aquella experiencia o la soledad con la que la vivimos.

Para entender esto, primero hay que conocer que podemos dividir las cosas que suceden dentro y fuera de las personas en dos grupos:

Factores internos: Se refiere a lo que tenemos de manera innata. Las características personales propias, como el temperamento (determinado biológicamente) y la predisposición genética de cada individuo.

Factores externos: Es lo que va influyéndonos desde el exterior, como la familia, las interacciones con los demás, los sucesos, etc.

Ambos tienen mucho peso, pero que nos afecte o no dependerá de la interacción que se produzca entre ellos.

Te voy a contar una metáfora que me encanta porque explica cómo nos influyen los factores externos y los factores internos.

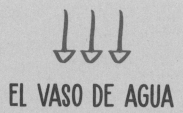

EL VASO DE AGUA

Imagina tres vasos llenos de agua, cada uno a diferente nivel. El primero tiene un dedo de agua, el segundo está por la mitad y el tercero está prácticamente lleno a falta de un par de gotas.

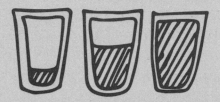

El vaso somos nosotros en tres situaciones diferentes. El agua que hay en cada uno de ellos simboliza los factores innatos con los que venimos al mundo, como, por ejemplo, la predisposición a diferentes enfermedades físicas o mentales y el temperamento. Los factores internos pueden ser una verdadera lotería. Tienes lo que te toca y no se pueden cambiar.

Ahora imagina que en escena aparece una jarra de agua.

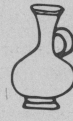

La jarra representará los factores externos. El agua puede caer en cualquiera de los vasos en mayor o menor cantidad, sin embargo, la cantidad de agua que ya haya en ellos será una condición importante para saber con cuántas gotas se acabará llenando el vaso o cuánto tiempo se mantendrá sin rebosar. En este caso, que el agua se derrame equivaldría a desencadenar algún tipo de problema emocional (apego inseguro, ansiedad, trastorno obsesivo compulsivo, depresión, anorexia, esquizofrenia, trastorno bipolar, etc.).

Imagina que vertemos diez gotas en el primer vaso.

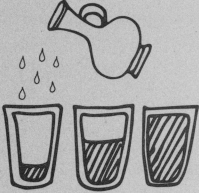

Dado que el vaso solo tenía un dedo de agua, apenas notaremos la diferencia.

Ahora imagina que echamos media jarra en el mismo vaso, que vendrían a ser, no sé, tres mil gotas (dato completamente aleatorio que me acabo de inventar para que se entienda el ejemplo).

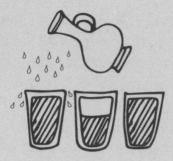

Han sido demasiados factores externos los que la persona ha tenido que soportar, lo cual querrá decir que el vaso terminará rebosando y la persona tendrá que convivir con algún tipo de problema emocional. Esta imagen podría ser una representación propia de las personas que han tenido una vida muy muy dura.

Ahora vamos a hacer lo mismo con el segundo vaso, el que estaba medio lleno. Vertemos en él diez gotas.

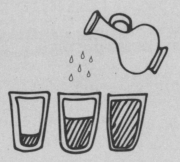

Igual que nos ha pasado antes con el primer vaso, apenas notaremos la diferencia. Sin embargo, en este no será necesario verter la mitad de la jarra para que el agua rebose. Con apenas un chorrito (doscientas gotas, por ejemplo) será suficiente, lo que quiere decir que cierto cúmulo de situaciones complicadas desencadenarán un problema de tipo emocional.

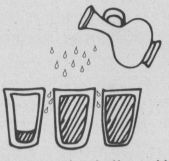

Vamos con el tercer vaso, el más lleno. Ya sabes lo que pasará, ¿verdad? Con diez gotas de agua o menos, el vaso rebosará.

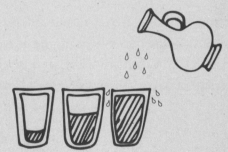

Esto quiere decir que, en situaciones en las que la persona nace con mucha predisposición, «la gota que colme el vaso» puede ser cualquier factor externo.

Esto también explicaría por qué hay gente que nunca presenta ningún problema emocional a lo largo de la vida, y por qué hay gente que los presenta antes o después y de manera más o menos grave.

Fíjate qué interesante. Mi hermana pequeña, aun teniendo los mismos padres que yo y criándose prácticamente en el mismo contexto, tiene una forma de ver y afrontar las cosas del todo diferente a la mía. Para muestra, un botón. Cuando leyó la introducción de este libro, se sorprendió muchísimo con las tres situaciones de miedo irracional, y me dijo: «Yo ni siquiera me planteé todo esto que comentas. Cuando miraba las estrellas desde el coche, me sentía protegida. De hecho, es algo que me hacía sentir muy bien. La casa nueva me encantaba y, aunque sé que las he visto, ni siquiera me acuerdo de aquellas figuras de cera del santuario». Es una demostración de la teoría que afirma que las mismas situaciones pueden afectarnos de maneras diferentes, dependiendo de las características personales de cada uno.

Dos personas pueden partir de un mismo punto y llegar a otro totalmente diferente o partir de un punto totalmente diferente y llegar al mismo. Porque, **aunque lo que vivimos es importante, es más importante aún cómo lo vivimos**.

En esta misma línea, quiero que sepas que cada vez hay más investigaciones que relacionan tener un tipo de apego inseguro (y, por ende, heridas emocionales) con trastornos de ansiedad, trastornos obsesivo compulsivos, depresión, trastornos de la personalidad, etc.

El caso es que las situaciones complicadas suelen provocar una ruptura en el equilibrio psicológico, a la cual la mente deberá responder restableciéndolo con las herramientas de que disponga. Estas no siempre son las mismas para todos ni las más adaptativas o adecuadas para el fin que perseguimos, por ejemplo, evitar todo lo que te da miedo para no sentir que estás en peligro, usar las drogas para regular las emociones o tener muchas relaciones sexuales con el objetivo de encontrar el amor; pero, al fin y al cabo, son las que poseemos en ese momento.

Según qué tipo de situaciones estresantes se den, cuándo se den y de quién estemos rodeados en esa fase, dispondremos de unas herramientas u otras.

Esto me recuerda al caso de Daniel, un chico de veinticinco años que vino a verme para trabajar una reciente ruptura con Cristian, de veintiséis.

Para Daniel, era muy importante averiguar por qué su relación de pareja no había funcionado; necesitaba poner nombre a las cosas para entender lo sucedido, aceptarlo y soltarlo.

En las sesiones, mi paciente solía relatar situaciones conflictivas que había vivido con su expareja. Mientras él hablaba, yo analizaba los comportamientos que se daban entre los dos. Siempre tuve la sensación de que Cristian manipulaba a Daniel y por eso él se sentía confuso cada vez que intentaba atar cabos.

—¿Por qué no pude darme cuenta de que me estaba manipulando? Ahora que me lo dices, es tan fácil verlo… —me dijo un día—. Ahora que sé esto habría llevado la conversación por cualquier otro sitio.

—Daniel, no seas tan duro contigo mismo —le respondí—. Te acabo de explicar la situación desde otro punto de vista, y ahora entiendes por qué se dio. Te he dado nueva información y con ello una nueva herramienta, por eso puedes verlo con tanta facilidad y buscar otras soluciones. En el pasado no tenías esta herramienta e hiciste lo que pudiste con lo que sabías.

Así es, querido lector. **La información también es una herramienta. La información es poder.** Por eso yo me centro tanto en explicar siempre las cosas. Entender ayuda a atar cabos, nos consuela y también nos permite avanzar y mejorar.

Te decía en el capítulo anterior que los bebés y los niños pequeños disponen principalmente del llanto como herramienta para llamar la atención del adulto con el objetivo de que les ayude a corregular sus emociones o solucionar una situación incómoda. Creo que ya te habrás dado cuenta de que la infancia es la etapa más delicada, porque es cuando disponemos de menos herramientas.

Conforme vamos creciendo, vamos adquiriendo unas nuevas (principalmente, las que nos aporta el adulto). Y una vez que entramos en la adolescencia, aunque seguimos necesitando a los padres o cuidadores, disponemos de más recursos, por lo que la dependencia para enfrentarnos al mundo es mucho menor.

Lo mismo pasa durante la juventud o la adultez. Con el paso de los años, vamos adquiriendo más conocimientos, pero eso no significa que, con el tiempo seamos unos *cracks* y sepamos enfrentarnos a situaciones difíciles. Estamos en continuo aprendizaje y creo que la mayoría de veces no siempre tenemos la suerte de contar con herramientas que nos permitan resolver algo a la perfección. Por eso me gusta decir que **nos enfrentamos a los problemas con lo que sabemos y tenemos en ese momento**.

Las heridas derivadas de los momentos altamente estresantes en sentido emocional serán huellas que condicionarán nuestra calidad de vida una vez que nos hagamos mayores. Las de la infancia serán las que más marca nos dejen, dado que es la etapa más delicada y el cerebro está en pleno desarrollo.

Sin embargo, Manuel Hernández Pacheco teorizó sobre la alta probabilidad de que los seres humanos padezcamos heridas que cambien nuestro tipo de apego a cualquier edad y no solo cuando somos pequeños, dado que los sucesos estresantes pueden darse en cualquier momento. Tiene sentido; los años pasan, las personas crecemos y la vida sigue, dando lugar a la adolescencia, la juventud y la adultez, etapas en las que continuamos relacionándonos con los demás y nos siguen pasando cosas.

Por esto sabemos que el apego no es inamovible y puede variar desde la infancia, cuando se conformó. Como te decía en *Me quiero, te quiero*, una persona puede nacer y crecer con un apego totalmente seguro, pero tras, por ejemplo, una relación tóxica, cambiar a uno de tipo ansioso. Asimismo, puede ser que alguien desarrolle un apego ansioso en la relación con sus padres, pero que, gracias a su trabajo personal y a sus vivencias, cambie a un tipo de apego seguro. Y también puede ser que alguien conforme en la infancia un apego seguro y lo mantenga el resto de su vida. Por ejemplo, un niño puede crecer teniendo un apego seguro, pero en el cole sufrir acoso escolar y pasar a tener cualquier apego de tipo inseguro. También puede ocurrir que vengas de un apego ansioso y, tras un proceso de terapia y experiencias vinculares sanas, cambies a un apego seguro.

Si sabemos esto y entendemos que en cualquier momento se puede experimentar un suceso altamente estresante, comprenderemos que el resto de la historia personal también influye en el tipo de apego de las personas adultas.

Como te demostraré ahora, las características del apego resultante de todo lo vivido serán lo que se refleje a la hora de afrontar los conflictos emocionales en las relaciones de cualquier tipo (amistad, pareja, familia, etc.).

LOS CUATRO TIPOS DE APEGO EN ADULTOS

Veamos cómo son las definiciones del tipo de apego en adultos. Para ello, voy a recuperar parte de la información que ya pudiste leer en *Me quiero, te quiero*, aunque en esta ocasión la encontrarás ampliada y actualizada.

APEGO SEGURO:

- Te resulta fácil mostrarte cariñoso con tu pareja.
- Disfrutas de la intimidad sin preocuparte en exceso por la relación.
- Te sientes en confianza y cómodo estando en pareja, pero también disfrutas de tu independencia y la de tu pareja.
- Te gusta compartir tiempo con tu pareja, pero también sabes darle su espacio.
- Te sientes correspondido en tu relación de pareja.
- No te genera incomodidad afrontar los conflictos emocionales y te tomas con calma cualquier asunto a tratar en la relación.
- Sabes comunicar tus sentimientos y necesidades, así como responder a las de tu pareja.
- No tienes miedo al abandono, confías en la relación y sabes que, si algún día las cosas no van bien, tendrás que aceptarlo, aunque duela.
- Te acercas a otros cuando necesitas apoyo y ofreces el tuyo cuando es necesario.

APEGO ANSIOSO:

- Las relaciones de pareja tienden a consumir buena parte de tu energía emocional.
- Haces todo lo posible para no estar solo.
- Necesitas la atención y la aprobación de los demás constantemente.
- Invalidas tus propias emociones y necesidades y te centras en atender las de los otros.
- Estás dispuesto a hacer lo que sea con tal de sentirte válido y aceptado.
- Tiendes a la impulsividad.
- Te cuesta mucho quererte, aceptarte y cuidarte.
- Cuando te equivocas, te pesa mucho la culpa.
- Te sueles preocupar constantemente por tu relación de pareja, lo que hace que tu mundo dependa de ella.
- Tienes muy baja tolerancia a la frustración y la incertidumbre.
- Temes que la persona con la que estás no tenga las mismas expectativas que tú en la relación y eso te genera miedo al abandono, a la soledad y al rechazo, lo que te hace desarrollar una excesiva atención a los pequeños detalles como los cambios de humor, gestos y comportamientos.
- Intuyes muy bien las actitudes de los demás, pero te las sueles tomar como algo personal, y eso es algo que te pierde, porque te hace enfadar con facilidad. Además, tienes una gran dificultad para controlar tus impulsos y sueles liarla, aunque luego te arrepientes y te sientes culpable.
- A menudo te descubres buscando problemas donde no los hay, lo cual responde a la preocupación típica del apego ansioso.

- Sufres la paradoja del miedo al abandono (justo después de este apartado tienes explicado qué es).
- Posees una enorme empatía.
- Tienes mucha facilidad para intimar a fondo y siempre estás buscando intimidad emocional, incluso si la otra persona aún no está lista para ello. A veces esto te hace creer que la pareja no te ama como crees que debería hacerlo.
- Te sientes desgraciado cuando no tienes pareja.
- Te cuesta mucho dejar una relación.
- Sufres mucho ante una ruptura.
- Tu anhelo de crear vínculos estrechos en ocasiones aleja a tus pretendientes o parejas.
- Dependes mucho de la aprobación de los demás y sueles dudar de tu propio valor.
- Tiendes a idealizar a tu pareja.
- Sueles dejar que los demás marquen el ritmo de la relación.
- Durante una discusión, necesitas resolver el conflicto con inmediatez. No puedes acostarte tranquilo por la noche si sabes que tu pareja y tú estáis enfadados.
- Si tu pareja te proporciona grandes dosis de atención, tranquilidad y seguridad, dejas de lado tus preocupaciones y te sientes a gusto.
- Tiendes a la codependencia.
- Tu estado de ánimo depende mucho de las personas a las que quieres.

APEGO EVASIVO-EVITATIVO:

- Sueles ser una persona distante y fría.
- Aunque no temes el compromiso y te agrada generar intimidad con la pareja, te agobia hacerlo en exceso (por eso sueles enviarle mensajes confusos).

- Te parece incómodo estar emocionalmente muy unido a otras personas o confiar en ellas, por lo que sueles insistir mucho en la importancia de poner límites.
- Las personas que te rodean a menudo se quejan de que sueles poner distancia emocional o física.
- Te cuesta mucho expresar emociones (decir «te quiero» puede llegar a convertirse en todo un reto).
- Hablar de emociones, pensamientos, expectativas o la trayectoria de tus relaciones íntimas, ya sean de amistad, pareja o familia, te resulta complicado.
- Te consideras emocionalmente autosuficiente.
- Aunque puedes llegar a querer mucho a alguien, la pareja no suele ser tu prioridad.
- Las relaciones de pareja no te generan mucha preocupación y, si alguna te sale mal, no te detienes a lamentarte demasiado.
- Te cuesta mucho generar intimidad afectiva, por lo que la mayoría de tus relaciones suelen ser superficiales.
- Si te rechazan o te hacen daño, te sueles alejar.
- Tiendes a ponerte a la defensiva al menor indicio de control o invasión de lo que consideras tu territorio por parte de la pareja; valoras mucho tu independencia y autonomía.
- Sueles idealizar a tus exparejas.
- Durante una discusión, necesitas alejarte.
- No sueles entender las reacciones emocionales de las personas que te rodean cuando para ti no son lógicas, por lo que normalmente sueles considerar que el asunto en cuestión «no es para tanto».
- A la hora de gestionar los conflictos emocionales te sientes fuera de lugar. Prefieres evitarlos y no hablar de ellos.
- Te frustras cuando sientes que alguien (pareja, familiar o amigo) depende de ti o cuando sientes que tú dependes de alguien.

- Te resulta incómodo sentir que necesitas la ayuda de alguien para manejar algún conflicto emocional contigo mismo o con los demás.

APEGO DESORGANIZADO:

- Tus relaciones son de amor-odio.
- Tus reacciones ante los conflictos son muy explosivas y, aunque se planteen desde la tranquilidad, mantienes una actitud agresiva.
- Tus relaciones son, por lo general, muy conflictivas y dramáticas, inestables y con altibajos emocionales.
- Tienes muchísimo miedo a que te hagan daño y no respeten tus límites (temes que te traicionen).
- Estás constantemente a la defensiva en tus relaciones.
- En tus relaciones te mantienes en alerta e hipervigilancia para evitar la traición.
- Te relacionas con los demás desde la desconfianza.
- Procuras controlarlo todo para disminuir el peligro. El control será tu mayor herramienta a la hora de gestionar los celos.
- A veces puede parecer que no hay conexión entre lo que haces y lo que sientes.
- No entiendes los límites de los demás.
- Por un lado, puedes temer ser abandonado, pero por otro te cuesta tener intimidad.

¿QUÉ ES LA PARADOJA DEL MIEDO AL ABANDONO?

La paradoja del miedo al abandono ocurre cuando se tiene un comportamiento condicionado por una idea obsesiva.

Cuando alguien tiene miedo al abandono, pone en marcha conductas que pretenden evitar que la persona con quien mantiene el vínculo la deje.

Se trata de formas de proceder que tienen por objetivo controlar y chequear todo lo que el otro hace. En muchas ocasiones rozan el acoso; por ejemplo, hacer interrogatorios acusatorios, comprobar obsesivamente sus redes sociales o fisgarle el ordenador y el móvil. (Según un estudio realizado por el Centro Reina Sofía sobre Adolescencia y Juventud, el 62,9 por ciento de los jóvenes de catorce y diecinueve años conoce a chicas que revisan el móvil de su novio, y un 58,6 por ciento conoce a chicos que revisan el móvil de sus novias. Este mismo estudio recoge que con más frecuencia son los chicos los que dicen a sus novias con quién pueden hablar y con quién no).

A la otra persona de la relación, ya sea esta de pareja o de amistad (aunque esto sucede más frecuentemente en relaciones de pareja), este comportamiento le genera agobio, por lo que acaba abandonando la relación, aumentando así el miedo al abandono en una especie de profecía autocumplida.

En otras ocasiones, romper la relación es un mecanismo de defensa muy recurrente (esto es, una reacción inconsciente ante una situación emocionalmente difícil). Es decir, ante la falta de control del entorno, estas personas prevén desenlaces catastróficos y prefieren aventurarse a romper la relación antes de confiar en la otra parte y enfrentarse a su miedo. Por ejemplo: «Como medida de prevención ante el sufrimiento y el dolor emocional que puede darse por un posible abandono, tomo la decisión de abandonar a esta persona yo primero», y «Antes de que mi pareja me deje de querer y se vaya con otra persona, rompo yo la relación y así elimino la probabilidad de sufrir». Y esto sucede sin ningún tipo de indicio más que la propia sospecha, que nace de heridas emocionales o creencias irracionales sobre el amor o la amistad.

Yo crecí con un apego seguro. A pesar de todo el pasado, la relación con mis padres era segura. Sin embargo, las consecuencias de las pinceladas de sobreprotección las fui guardando dentro de mi subconsciente. Por eso, cuando tuve mi primera relación de pareja, respondí ante los comportamientos evasivos de mi ex con las únicas herramientas que tenía en ese momento: darlo todo por los demás, tal y como lo hacía mi padre, y tal y como yo misma había aprendido. Esto no habría sido un problema si mi pareja de aquel entonces no hubiera tenido un apego evasivo, pero como sí lo tenía, mi comportamiento terminó abrumándolo. De hecho, me decía que yo era una persona muy dependiente. Es curioso porque yo no había tenido ninguna relación dependiente hasta ese momento en el que todo explotó. Mi interés despertaba en él un comportamiento evasivo, que a su vez hacía que yo me preocupara todavía más por él, lo cual hacía que él se alejara más de mí..., y así hasta el infinito. En realidad, no es que yo fuera una persona dependiente, es que su falta de responsabilidad afectiva y conducta evasiva despertó mi sistema de apego.

Hay personas con apego evasivo que echan los balones de la responsabilidad fuera culpando a los demás de «dependencia emocional» cuando son ellas quienes no son capaces de asumir su parte de responsabilidad afectiva en la relación.

Fui una persona dependiente, sí, pero solo tras aquella relación y no antes.

Quizá ese mismo comportamiento hacia una persona con apego seguro no habría resultado tan agobiante.

El caso es que, para mí, esta situación con mi expareja fue la gota que colmó el vaso. A partir de esa catastrófica relación, sufriría durante muchos años todas las consecuencias de un sistema de apego ansioso y, por eso y por todas las creencias sobre el amor que había arrastrado durante años, terminaría experimentando tantas relaciones dependientes.

03

Trauma y disociación

QUÉ ES EL TRAUMA EMOCIONAL

Es la primera vez que aparece la palabra «trauma» con todas sus letras, pero quiero que sepas que ya te he hablado de ella. Sé que asusta un poco leerla. La solemos asociar a sucesos muy graves, como violaciones, accidentes, desastres naturales, abusos sexuales o maltrato físico, pero lo cierto es que esta palabra la podemos usar para definir cualquier vivencia de alta intensidad emocional que no hemos podido integrar en la memoria como un aprendizaje, es decir, como algo que nos ha hecho más sabios y fuertes, sino como **un acontecimiento que nos ha marcado y, por ende, condicionará de manera negativa nuestra vida**.

La palabra «trauma» proviene del étimo griego que significa «herida». Porque eso es lo que es, una herida emocional. ¿Ves como ya te había hablado de este concepto? Es el momento de profundizar en él. Algunos cargan toda la vida con heridas emocionales. Estas siguen «sangrando», por más tiempo que pase y por muchas cosas buenas que les ocurran. Veamos un par de metáforas para entender bien qué es esto del trauma y cómo nos afecta.

EL CORTE INFECTADO

Imagina que estás cortando un tomate para hacerte una ensalada y que, en un descuido, este se te resbala y te haces un corte en un dedo con el cuchillo. La herida parece profunda, pero decides curarte en casa en lugar de ir al hospital.

Con un trapo de cocina, logras detener la hemorragia y te pones una pequeña venda que tenías por casa. Pasados unos días, la herida te duele bastante y te das cuenta de que se ha infectado, pero sigues pensando que no es necesario ir al hospital.

La herida va teniendo cada vez peor pinta y te duele más y más, pero continúas insistiendo en hacer las cosas por ti mismo. Pasan los días y, aunque tu herida está cada vez peor, pasas olímpicamente de ella e intentas hacer tu vida de siempre, aunque con dolor, claro.

Un día observas que la herida te impide llevar una vida normal: te da miedo quedar con la persona que te gusta por si empieza a dolerte; te da palo ver a tus amigos porque ellos no saben que tienes una herida infectada y en muy mal estado; a veces también te duele mucho en el trabajo y no puedes pensar con claridad; incluso hay momentos en los que no puedes sentir nada más que no sea el dolor que te provoca la herida.

En realidad, yo creo que nadie llegaría a este extremo. Al ver que la herida está infectada, acudiríamos al hospital, ¿verdad? Sería muy doloroso vivir con algo así a cuestas... ¿o no? Resulta que los traumas funcionan de la misma manera: estos episodios altamente estresantes son heridas en nuestra memoria que nuestro cerebro no ha podido curar por sí solo.

¿Y sabes qué? El dolor de una herida emocional puede llegar a ser incluso más intenso que el de una herida física, pero como no se ve, parece que no existe.

Se sabe que no necesariamente todas las personas que hayan pasado por situaciones altamente estresantes quedarán traumatizadas (recuerda el tema de la predisposición y las herramientas de cada uno), pero, de una manera u otra, todos tenemos heridas emocionales. **Lo que varía en cada uno de nosotros es la intensidad del trauma.**

Hay quienes no pueden recordar sus traumas (el olvido, en este caso, es un mecanismo de defensa del cerebro para protegerte del dolor) y también hay quienes no pueden dejar de recrearlos en su mente, pero, sea como fuere, todas las personas con heridas emocionales siempre perciben estas situaciones como algo doloroso y desagradable.

No existen los traumas de vivencias positivas porque, si bien es cierto que estas nos dejan muy buenos recuerdos, lamentablemente no nos marcan tanto como los traumas. Esto es así por motivos de supervivencia: el cerebro necesita mucho más recordar las situaciones que le ponen en peligro con el fin de evitarlas que aquellas que le gustan.

Las víctimas de traumas pueden ser personas que han presenciado, ellas o un ser querido, un acto violento o trágico, o bien que han sufrido la muerte de un ser querido (animal o persona), la mordedura de un animal, largas hospitalizaciones o largas temporadas en la incubadora, una violación, un fracaso personal muy grande, un atraco, un accidente de tráfico, un aborto, una relación tóxica, épocas con problemas económicos graves, inestabilidad o acoso laborales, un periodo de estrés muy alto en el trabajo (como les pasó a muchos de los sanitarios que tuvieron que enfrentarse día y noche a la COVID-19), y también las personas que viven con enfermedades incapacitantes, que han sido víctimas de un desastre natural, que se sienten traicionadas por alguien a quien amaban mucho (infidelidad, por ejemplo), que afrontan una mudanza, que son separadas de amistades, que sufren episodios puntuales de *bullying*, así como los niños y niñas que han sufrido negligencia, abusos sexuales, violaciones, maltrato físico y emocional de manera repetitiva por sus cuidadores principales u otros familiares, o bien que han sido testigos de violencia doméstica; pero también adultos que han experimentado violencia doméstica durante mucho tiempo, personas que han padecido *bullying* grave o han vivido en un campo de refugiados, etc.

Las víctimas de traumas crónicos o repetidos en el tiempo, no tienen margen para recuperar el equilibrio emocional entre los sucesos, lo que las lleva a vivir sumidas en un estado de hipervigilancia y preocupación constante, destinando la energía que podrían emplear en otras cosas a la defensa y la supervivencia.

Un trauma se considera más complejo y, por ende, grave cuanto más pequeña es la víctima (recuerda que los niños tienen menos recursos y herramientas para afrontar las distintas situaciones, por eso todo les afecta más).

Evidentemente, las consecuencias de haber vivido un trauma siempre generan algún impacto en el individuo.

Te cuento esto porque se han encontrado muchas evidencias que señalan que el responsable de que el tipo de apego cambie siempre es un trauma, especialmente si está relacionado con los vínculos.

SITUACIONES QUE CAMBIAN NUESTRO TIPO DE APEGO

¿Qué situaciones en la infancia pueden ser tan traumáticas como para desarrollar un apego diferente al apego seguro? Aquí tienes algunos ejemplos:

- Niños que no son escuchados o son invalidados emocionalmente (esto implica un abandono emocional, de manera real o sentida):

Consecuencias: Aprenden a inhibir su malestar emocional porque sienten que, al expresarse, resultan una carga o molestia, así que simplemente hacen lo que se espera de ellos. Esto los lleva a generar una necesidad de controlar el entorno («Si observo lo que quieren mis padres y lo hago, ellos se ponen contentos y yo evito el malestar. Esto me viene bien porque así no necesito expresar nada, ya que, si lo expreso, me invalidan o me ignoran y eso me hace sentir mal»). Aprenderán a relacionarse de manera superficial por miedo a vivir otro abandono. El mensaje que reciben de manera inconsciente es: **«Tienes que regularte tú solo», «Aunque me digas lo que piensas o sientes, me da igual», «Lo que sientes no está bien, hay algo malo en ti», «Tú opinión no cuenta», «No me importas».**

- **Niños que son maltratados física o emocionalmente, o que son víctimas de violaciones o abusos sexuales:**

Consecuencias: Aprenden a no confiar en nadie, aunque al mismo tiempo deseen confiar. Suelen sentir por sus vínculos más íntimos una mezcla de «te quiero» y, al mismo tiempo, «no te quiero», por si me haces daño. Aprenden a someterse ante figuras de autoridad y entienden que para ser aceptados tienen que sufrir. Asimilan que no sentirse válidos es lo normal, por eso luego les cuesta muchísimo percibirse de una manera mínimamente positiva. Generan mucha ira y asco hacia sí mismos, emociones que proyectan en ellos sus maltratadores, violadores o abusadores. No identifican bien los límites propios ni los del resto de personas con las que se relacionan. Suelen tener muchísimos problemas para vincularse con los demás a lo largo de toda su vida. Toman patrones extremos de comportamiento: o se muestran muy cercanos y dependientes, o se muestran muy fríos, evasivos y alejados emocionalmente. No hay una actitud organizada y coherente. El mensaje que reciben de manera inconsciente es: **«Eres insignificante», «No vales nada», «No mereces ser querido», «No confíes en nadie».**

- **Niños con padres que son muy exigentes consigo mismos o con sus hijos:**

Consecuencias: Aprenden que solo son válidos si tienen éxito en sus tareas, por lo que su sentimiento de suficiencia va unido al de productividad o éxito y, dado que ni uno ni otro tienen nunca límites, de adultos podrán ser muy exigentes y desarrollar dependencia (adicción al trabajo), ansiedad, frustración y baja autoestima. El mensaje que reciben de manera inconsciente es: «**Nunca eres suficiente**».

- **Niños sobreprotegidos:**

Consecuencias: Aprenden que son personas que dependen de los demás. Sienten que no pueden enfrentarse al mundo solos y que su capacidad de logro es baja. El mensaje que reciben de manera inconsciente es: «**Tú solo no puedes**», «**Eres insuficiente**». Aunque las intenciones del adulto sean buenas y se pretenda apartar al niño del malestar emocional que provoca el fracaso, lo que realmente se hace es impedir que aprenda a afrontar por sí solo los retos y las situaciones complicadas a través del control.

- **Niños que tienen unos padres excesivamente miedosos:**

Consecuencias: Aprenden que todo es peligroso, que deben tener mucho cuidado y escudriñar muy bien el entorno y el comportamiento de los demás para evitar problemas y situaciones graves. Sienten que la probabilidad de que pasen cosas malas es muy alta, por lo que suelen generar bastante ansiedad y una alta necesidad de control. Suelen rumiar mucho y preocuparse por todo en exceso. El mensaje que reciben de manera inconsciente es: «**El mundo es un lugar peligroso**», «**Tú solo no puedes**», «**Eres vulnerable**».

- Niños que apenas ven a sus padres porque estos viajan, trabajan mucho o están hospitalizados durante mucho tiempo:

Consecuencias: Aprenden que no pueden contar con nadie para apañárselas en la vida y que han de a autorregularse emocionalmente. Son «adultos» antes de tiempo. El mensaje que reciben de manera inconsciente es: **«Tienes que ser autosuficiente»**.

- Niños no deseados en el seno familiar:

Consecuencias: Aprenden que no son válidos ni queridos. Crecen con una autoestima muy pobre, ya que asumen que son una carga o una molestia. El mensaje que reciben de manera inconsciente es: **«No perteneces a este lugar»**, **«No puedes conectar con nosotros»**, **«Hay algo malo en ti»**.

- Niños con padres que discuten incansablemente y se faltan al respeto, o bien que viven de manera traumática la separación de sus padres:

Consecuencias: Aprenden que cualquier cosa puede pasar en cualquier momento, por lo que deben estar alerta y pendientes de la relación y emociones de sus padres. Son niños que terminan responsabilizándose de cosas que no les corresponden. Son «adultos» antes de tiempo. El mensaje inconsciente que reciben es: **«Es tu culpa»**.

- Niños que viven la violencia de género:

Consecuencias: Aprenden a leer expresiones y a estar en alerta constantemente ante cualquier estímulo (ruidos, gestos, tonos de voz, etc.) que pueda significar un cambio de emoción en quienes los rodean. En muchas ocasiones, terminan repitiendo los patrones vinculares de sus padres, siendo ellos futuros maltratadores o víctimas. El mensaje inconsciente que reciben es: **«Es tu culpa», «No te relajes nunca», «No vales».**

- **Niños víctimas de gordofobia en el seno familiar:**

Consecuencias: Desarrollan una mala relación con la comida y con su propio cuerpo y valía personal. El mensaje que reciben de manera inconsciente es: **«Tu cuerpo está mal», «Eres una vergüenza», «Si no estás delgado, no vales».**

- **Niños cuyos padres tienen algún trastorno psicológico o adicción:**

Consecuencias: Aprenden, por lo general y dependiendo de la enfermedad que sufran los padres (uno o los dos), que deben proteger y alegrar a sus progenitores, así como mejorar su calidad de vida. Se involucran y se hacen responsables de muchos de los problemas de sus padres. Adquieren una alta responsabilidad antes de tiempo. El mensaje inconsciente que reciben es: **«Debes poder con todo», «Tú misión es salvar a los demás», «Para que tu familia te quiera, todos tienen que ser felices, así te lo agradecerán con amor».**

- Niños que tienen una relación totalmente desequilibrada con sus padres (ejemplo: padres que se victimizan, no tienen habilidades para enfrentarse a situaciones complicadas, triangulaciones familiares, etc.):

Consecuencias: Aprenden que deben asumir el papel de adulto y terminan haciendo de padres, y los padres, de hijos. En estos casos se da una relación de apego invertido a la que técnicamente llamamos **«parentificación»**. El mensaje inconsciente que reciben es: **«No puedes ser débil»**.

- Niños que tuvieron que cuidar de sus hermanos pequeños como si estos fuesen sus hijos:

Consecuencias: Aprenden a responsabilizarse de algo que no les toca. Cargan su mochila emocional con preocupaciones que no son propias de la edad, en lugar de emplear ese tiempo en lo que realmente deberían, que es jugar y despreocuparse de todo lo que no suponga hacer los deberes del cole o pensar en si le gusta más el color amarillo o el verde. El mensaje inconsciente que reciben es: **«Tú no eres importante»**.

Algunos mensajes se repiten porque el daño en el sistema de apego es similar, aunque la situación de origen sea diferente. Todas estas situaciones generan un alto nivel de estrés, difícilmente manejable de manera sana, y en la gran mayoría de casos las consecuencias se terminarán arrastrando hasta la edad adulta. Te propongo un ejercicio para aplicar este conocimiento.

EL EJERCICIO DE LA BOLA
DE PLASTILINA

Coge una bola de plastilina. Hazla todo lo redonda que puedas; trabaja su superficie para que quede muy lisa.

Ahora quiero que imagines que tienes doce años y te toca vivir una situación especialmente difícil como, por ejemplo, cambiar de instituto, dejar atrás a tus amigos de siempre y tener que habituarte a un lugar nuevo con personas a las que no conoces, pero con las que tienes que tratar si quieres tener nuevos amigos.

Haz una marca con la uña a la bola de plastilina.

¡Vaya!, ya no es tan perfecta. Pero, bueno, si le das la vuelta, apenas se nota.

Ahora imagina que vives otra situación altamente estresante, como acoso escolar, por ejemplo.

¿Vaya?, ya son dos marcas en la bola de plastilina. Pero no pasa nada, la vida sigue.

Imagina que tu padre ha estado ausente emocionalmente la mayoría del tiempo; trabaja mucho porque tiene que traer dinero a casa. Tu madre anda muy cansada porque por las noches le cuesta conciliar el sueño debido al estrés que le genera cuidar de tu abuela, quien tiene una enfermedad crónica incapacitante desde hace ya varios años. A causa de la inestabilidad económica del país, a tu padre le despiden a razón de un ERE en su empresa; está destrozado. Ninguno de los dos tiene tiempo para ti, así que vives el acoso escolar en silencio, esperando que tus padres no se enteren porque eso podría ocasionarles un problema más y no quieres que se sientan más tristes aún. Es mejor no ser un estorbo, así que te centras en tus estudios y procuras sacar muy buenas notas para que ellos se pongan contentos y se sientan orgullosos de ti.

Marca con una uña la bola de plastilina tres veces más: por la ausencia emocional de tu padre, por la ausencia emocional de tu madre y por vivir el acoso escolar en silencio.

En el primer curso en tu nuevo instituto, sacas un sobresaliente en todas las asignaturas. Le enseñas las notas a tus padres y se ponen muy contentos. ¡Enhorabuena, a falta de un adulto que te ayude a generar seguridad respecto a ti y el entorno, has encontrado un refugio en tus estudios! Esto no te va a ayudar a ser feliz, pero ¡por lo menos te sientes válido! ¡Qué guay!

Haz otra marca con la uña en la bola de plastilina.

A veces, tus padres discuten en voz alta en casa y los escuchas, pero has observado que, si interrumpes y llamas su atención de alguna manera, se centran en ti y dejan de discutir. ¡Genial! ¡Acabas de descubrir que si te responsabilizas de las emociones de tus padres todo va «bien»! Y, para eso, nada mejor que estar constantemente pendiente de ellos, de sus gestos, de su tono de voz y, sobre todo, de lo que dicen; necesitas saber si es el momento de intervenir o no. Permanecer en estado de alerta es una gran herramienta que siempre pondrás en marcha a partir de ahora.

Haz otra marca en la plastilina.

Tu abuela fallece.

Haz otra marca.

Pasan así los años. Tu padre por fin encuentra un trabajo, aunque es mucho más precario que el anterior. La crisis económica está causando estragos, pero parece que vienen tiempos mejores, o al menos unos no tan malos.

A tu exigente rutina estudiantil le has sumado una estricta dieta y mucho deporte. Eres muy responsable y una persona digna de admirar…, o eso dicen los demás, porque tú te sientes bastante mediocre. Adelgazas unos kilitos y ganas algo de músculo; la gente te aplaude y los *likes* en tu Instagram aumentan. Hasta ahora nunca habías tenido amigos, porque todos se metían contigo en el instituto, pero en la universidad parece que todo va a cambiar, pues recibes críticas muy positivas de la gente que te rodea. Al fin parece que empiezas a encajar.

Has encontrado otro refugio a tu malestar: la aceptación de los demás. La necesitas para sentirte bien, vale, pero qué más da. Funciona.

Haz otra marca en la plastilina.

Uy, parece que has conocido a alguien que te gusta. ¡Qué bien! ¡Por fin podrás ser feliz de verdad! ¿No es eso lo que pasa en las pelis?

Ah…, no. Tu pareja te deja porque dice que la has

agobiado mucho con tus interrogatorios. No entiendes qué ha pasado, si tú solo querías saber si realmente iba a estar contigo para siempre. Tenías miedo de que desapareciera o te abandonara como hicieron..., exacto, tus padres.

Haz otra marca en la bola de plastilina.

Encuentras trabajo. No es nada del otro mundo, pero te permite ganarte un sueldo. ¡Enhorabuena!

Uf, la ruptura ha sido horrible, necesitas subirte la moral. Cuelgas una foto sexy a las redes sociales. Quinientos *likes*. ¡Vaya triunfo!

Has conocido a otra persona que te llena de verdad. Esta va a ser la definitiva. Pero no sabes por qué, te sientes una mierda. ¡No lo entiendes, si todo te va bien!: los estudios, el trabajo, los amigos, la pareja...; encima estás más *fit* que nunca... ¿Por qué te sientes sin ganas de nada? No te apetece ver a nadie, el cansancio te abruma, ya no disfrutas tanto las cosas que antes te motivaban y te hacían sentir bien, a veces te sientes triste y..., ¡ah, sí!, también notas cierta presión en el pecho, pero, bueno, debe de ser normal, porque la has sentido desde que eras pequeño.

Como la vida te va bien, todo debería ir rodado, pero..., espera, ¿cuántas marcas tiene tu bola de plastilina?

Esa bola de plastilina es tu cerebro, que ha ido haciendo lo que podía todos estos años para ayudarte a sobrevivir en este mundo. Pero todo tiene un precio, el de tu salud mental. Cada marca es una herida, un trauma.

Y cada herida es un aprendizaje vital. Hacer marcas para estructurar una forma de ver y percibir el mundo a través de la memoria emocional es la única técnica que conoce tu cerebro para generar un equilibrio emocional.

Demasiadas marcas. Demasiadas heridas. Demasiado estrés.

Tus traumas siguen ahí después de todos estos años, se han ido acumulando sin darte cuenta. Y no solo eso, sino que, además, están haciendo que tu bola no ruede como debería.

Ahora todo se entiende mejor, ¿verdad?

LA TRIANGULACIÓN

La triangulación es una forma de **abuso emocional** en la que se usa a una tercera persona para manipular a alguien.

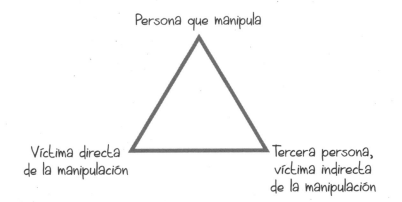

Triangulación en la familia

Nacho es un chico de diecisiete años y un día su madre le cuenta que tiene un problema con su padre. Sin embargo, pasa el tiempo, el problema no se soluciona y su madre le sigue diciendo a su hijo lo mal que la trata su padre.

En el triángulo, la madre está usando a Nacho para, de alguna manera, hacer frente al padre sin hablar directamente con él.

El problema de que esta dinámica se produzca en la familia es que la madre coloca al hijo en una situación que no le corresponde.

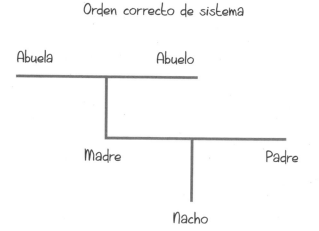

Orden correcto de sistema

La madre está volcando en Nacho una responsabilidad que ni le va ni le viene y, sin darse cuenta, le está dando un poder dentro del sistema familiar que puede quedarle demasiado grande. El poder que le da le correspondería al padre como pareja de la madre que es, y no al hijo.

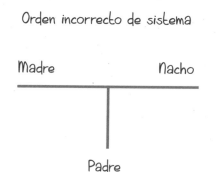

Orden incorrecto de sistema

Este cambio de roles, que puede parecer inofensivo, es capaz de alterar el tipo de apego de Nacho (de repente el hijo se ve cargado con la responsabilidad del padre). Lo lógico sería que la madre hablara con el padre y se apañaran entre ellos sin necesidad de meter a su hijo.

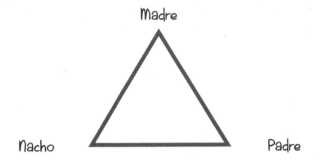

Otro día, Nacho y su abuela pactan no decirle nada a su madre sobre un secreto familiar. La abuela dice: «No se lo vamos a contar a tu madre, que si se entera, se lía». Entonces Nacho se encuentra por encima de su madre en el sistema familiar.

Orden incorrecto de sistema

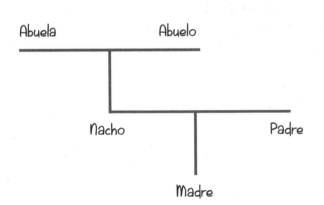

El problema aquí es que ese no es el orden lógico, sino que la madre debe estar por encima del hijo y el hijo dedicarse a sus cosas, sin necesidad de asumir cargas que no corresponden a su rol. Esto también puede cambiar el tipo de apego.

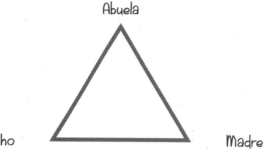

Los padres de Nacho se separan al fin, y el padre le dice a su hijo que su madre «Se va de vacaciones con su nuevo novio, sin ti [Nacho], porque seguramente tu madre no te quiere tanto como yo [tu padre]».

Este caso de triangulación se repite en muchas familias con progenitores separados. Intentar poner al hijo en contra del otro progenitor es, de nuevo, volver a darle al hijo una carga emocional que no le toca.

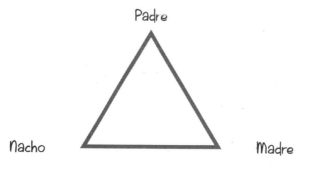

Triangulación en la pareja

La triangulación en pareja también existe, especialmente en parejas con un vínculo tóxico o relaciones de maltrato.

Isabel es una chica de veintitrés años, y tiene una relación de pareja con Alfonso. Ella ve que él se muestra muy cariñoso con otra chica en la discoteca y le pregunta por la situación. Alfonso, rápidamente, comenta que es la otra chica quien se ha acercado a él y que lo acosa porque está obsesionada con él.

Haciéndole ver que la otra chica es «la mala», Alfonso consigue atraer a Isabel más hacia él. Juntos contra el mundo. Por otra parte, al ceder ante la manipulación, ella queda más atrapada en la relación (que ya se ve de lejos que muy sana no es) y si esta clase de situaciones se repiten a menudo, puede llegar a pensar que «todo el mundo es malo, menos Alfonso». Esta manipulación continua por parte de la pareja también puede ocasionar un cambio en el tipo de apego.

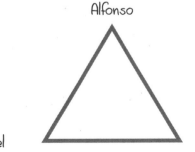

120

Triangulación en la amistad

Imagina que Clara, Nuria y Almudena son amigas. Un día las dos últimas se enfadan, y Nuria empieza a hablar mal de Almudena a Clara para que se una más a ella y se distancie de Almudena.

Este tipo de manipulación también puede causar un cambio en el tipo de apego de Almudena. Es la triangulación que se suele dar en el *bullying*.

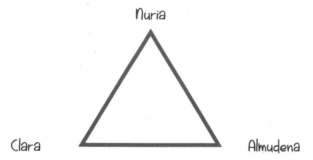

Como ves, en todos los casos, la tercera persona solo es una figura ajena al objetivo de la persona que manipula, pero su existencia le permite sentir que controla la situación.

¿Cómo podemos diferenciar una triangulación (manipulación) de un desahogo?

- Será manipulación cuando quien te esté contando algo sobre un problema con un tercero no haga nada por resolverlo, y solo se dedique a decirte «lo mala persona que es».
- También será manipulación cuando sientas que la persona está usando a un tercero para hacerte sentir culpable de algo.

EL MIEDO Y EL ESTRÉS

Necesito hablarte del miedo y el estrés porque son y serán los protagonistas máximos de muchas de tus respuestas fisiológicas, cognitivas, emocionales y conductuales. El miedo es la respuesta emocional que aparece ante el estrés, que es la respuesta fisiológica que desencadena el cuerpo cuando procesamos un estímulo peligroso, real o imaginado. Esa respuesta fisiológica corresponde a la activación de nuestra rama simpática del sistema nervioso. Así, cuando estamos tranquilos, nuestro sistema nervioso activa las respuestas de la rama parasimpática y, cuando estamos angustiados, las de la simpática.

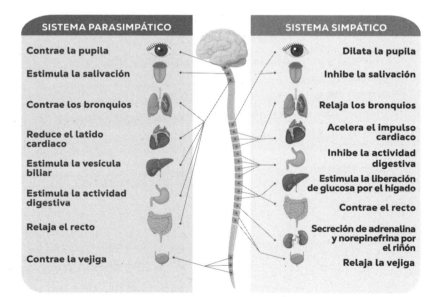

SISTEMA PARASIMPÁTICO	SISTEMA SIMPÁTICO
Contrae la pupila	Dilata la pupila
Estimula la salivación	Inhibe la salivación
Contrae los bronquios	Relaja los bronquios
Reduce el latido cardiaco	Acelera el impulso cardiaco
Estimula la vesícula biliar	Inhibe la actividad digestiva
Estimula la actividad digestiva	Estimula la liberación de glucosa por el hígado
Relaja el recto	Contrae el recto
Contrae la vejiga	Secreción de adrenalina y norepinefrina por el riñón
	Relaja la vejiga

En principio, ambas respuestas son adaptativas y funcionales.

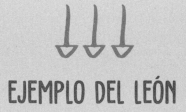

EJEMPLO DEL LEÓN

Imagina que estás tranquilamente en tu casa estudiando, repasando correos, preparando la comida..., qué sé yo. Estás en tu salsa. Tu respiración está tranquila y tu corazón late con normalidad.

De repente, entra en la habitación un león con pinta de tener mucha hambre.

Veamos dos respuestas diferentes a esta situación: la funcional y la disfuncional.

Funcional

En ese momento, abres bien los ojos —tus pupilas se dilatan para observar mejor la amenaza e ignorar todo lo irrelevante en el campo ocular— y te das cuenta del peligro que corre tu vida.

—¡Mierda! —logras decir.

Entras en estado de **hiperactivación** y tu cuerpo se prepara para dos tipos de respuesta: **la lucha o la huida**. Valorando la situación rápidamente, tu instinto te ayuda a comprender que la lucha no es una respuesta viable, así que decides huir. Tu pulso se acelera, tu respiración se agita. Tu cuerpo está activando el sistema simpático y se prepara para correr. Como si no hubiera un mañana, sales disparado y logras ponerte a salvo.

Como ves, que se active el sistema simpático ante

situaciones peligrosas no es un problema; al contrario, nos resulta muy útil.

Disfuncional

En ese momento, en lugar de activarse el sistema simpático, se mantiene activo tu sistema parasimpático y te pones tranquilamente a recitar proverbios chinos:

—No es más listo el que más dice, sino el que más calla. Tu voluntad debe ser más poderosa que tus deseos. El peor enemigo es el que no va de frente. No pasa nada si vas despacio, pero no te deten...

Vaya, parece que al león no le gustan tus proverbios, porque se ha abalanzado sobre ti y te ha comido.

¿Por qué si el miedo y el estrés son tan buenos sufrimos tanto cuando los sentimos?

En principio, este sufrimiento es la manera que tiene el cerebro de decirnos que nos movamos y actuemos. El problema viene cuando estos estados se generalizan a situaciones que no suponen un peligro real, dado que se genera un miedo irracional (más adelante hablaremos sobre esto), o cuando ese miedo es tan pero tan intenso que se convierte en algo mucho peor: en pánico. En este capítulo nos centraremos en esta emoción no-emoción.

En el ejemplo hemos visto que la mejor opción para enfrentarnos a un peligro es que tu cerebro active de manera automática el sistema simpático y que, con ello, tu instinto elija las respuestas de lucha o huida, ¿verdad? Bueno, pues hay una tercera respuesta: el bloqueo (o *shock*), algo que tiene muchísimo que ver con el trauma y las heridas emocionales.

LA DISOCIACIÓN

¿Qué pasaría si, ante el león, tuvieras tantísimo miedo que no pudieras reaccionar y solo pudieras temblar y hacerte pis encima? En ese caso, querido lector, estaríamos hablando de pánico.

El miedo nos mueve y el pánico nos bloquea.

Vamos a imaginar que, a pesar de la parálisis, logras sobrevivir al ataque del león. ¿Qué ha pasado en tu cerebro? Ante tal peligro, tu mente ha generado un estado de hiperactivación a un nivel altísimo, tanto que no ha podido soportarlo y ha petado. «Hasta luego, Mari Carmen».

Tu cerebro, que ya no quiere saber nada del asunto en el que andas metido, ha desconectado y ha apagado la torre de control. Ojos que no ven, corazón que no siente y disociación que te llevas. Así es, te acabas de disociar.

Voy a dramatizar los pasos que ha seguido tu mente para que sepas exactamente qué ha ocurrido.

TU CEREBRO: LOL, vaya león. Esto es peligroso, ¿no? Voy a activar el sistema simpático.

TÚ: ¡Ja, ja! ¡Menudo berenjenal en que nos hemos metido, *bro*!

CEREBRO: Te noto un poco mustio. ¿Estás bien?

TÚ: Calla, calla, que creo que me da algo. Esto es peligrosísimo.

CEREBRO: Hostia, y tanto. De hecho, creo que vamos a morir.

TÚ: ¡Pues échame una mano, joder!

CEREBRO: ¡Eso intento, pero no sé qué más hacer!

TÚ: No sé, ¡haz lo que sea, pero hazlo YA!

CEREBRO: ¡JA, JA! No funciona lo que estoy haciendo. Me piro. ¡SÁLVESE QUIEN PUEDA! [*Mientras, se aleja*].

TÚ: Creo que me he meado encima.

CEREBRO: …

TÚ: Ce… cerebro… Cerebro, ¿estás ahí?

Ahora en serio.

Tu cerebro ha procesado un peligro, para el que ha activado los cuatro sistemas de respuesta (conductual, emocional, fisiológica y cognitiva). Y ha generado tanto pero tanto miedo que este se ha transformado en pánico y la mente no ha podido soportarlo.

¿Por qué digo que el pánico es una emoción no-emoción? Porque todas las emociones sirven para algo y son funcionales, a excepción de esta. El pánico es la nada. El vacío. Es la emoción no-emoción que activa uno de los mecanismos de defensa más potentes de nuestro cuerpo para sobrevivir a situaciones altamente estresantes: la **disociación**.

Los traumas desconfiguran el cerebro.

Cuando hablamos de disociación en este contexto, hablamos de un cerebro que se esconde y cierra el chiringuito. Pero ¿adónde va? Pues a organizar su contenido en dos partes: la **parte aparentemente funcional** (reconocida por sus siglas, **PAN**) y la **parte emocional** (con las siglas **PE**). También podemos llamarlos partes disociadas o consciente (PAN) e inconsciente (PE).

El caso es que a partir del momento en el que se produce una disociación, la persona tendrá su PAN y su PE, partes que conforman lo que los psicólogos denominamos «**disociación estructural primaria**».

PAN:

- Es visible para los demás.
- Es la parte de tu personalidad que trabaja, estudia, queda con los amigos, se va de fiesta, etc. En definitiva, aquella con la que estás en contacto todos los días.
- Conforma los rasgos con los que te definirías a los demás. Por ejemplo: «Soy una persona alegre, extrovertida, trabajadora y sociable».

PE:

- Es la parte en la que guardas las heridas emocionales.
- No es visible para los demás, pero es lo que siente la persona que posee las heridas emocionales.
- Es la parte de tu personalidad que sufre y llora. La que recuerda cosas dolorosas, echa de menos a familiares, amigos o exparejas.
- Es aquello que llevas por dentro y no sueles mostrar a los demás a menos que tengas mucha confianza con ellos.

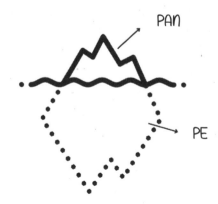

Imagina que estás cocinando en tu casa y tienes encendida la vitrocerámica, el extractor de humos, el horno y el microondas al mismo tiempo. Estás preparando muchos platos a la vez. A todo esto, tienes mucho calor, así que enciendes el aire acondicionado y, ya de paso, pones una lavadora y una secadora. Tu instalación eléctrica no puede aguantar tanto ajetreo, así que, antes de que el sistema pete y tu casa se incendie, salta el automático para que no ocurra una desgracia.

Buscas el cuadro de luces, en medio de la oscuridad, para poder activarlo de nuevo. Cuando logras deslizar la pestaña que lo restaura, te das cuenta de que, mágicamente, tu casa está ordenada y limpia.

Bueno, más o menos: la sartén está colocada en la nevera, el microondas está abierto, el horno tiene la puerta rota, la lavadora ha tirado el agua fuera y la ropa ha salido sucia. ¿Qué ha pasado aquí? Si tu casa fuera tu mente, y el automático, el mecanismo de defensa, podríamos decir que tu cerebro ha estado organizando el contenido catastrófico tan bien como ha podido.

Esas cosas que están tan descolocadas, en sitios que no tocan, serán las heridas emocionales. El tratamiento de todas ellas consistirá en organizar la casa arreglando los electrodomésticos pertinentes y colocando los utensilios en su sitio.

Recapitulemos el orden de las cosas con una clarificadora imagen:

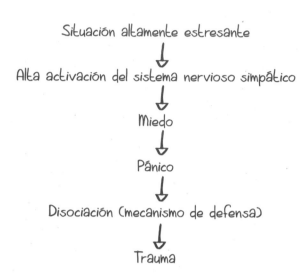

Situación altamente estresante
↓
Alta activación del sistema nervioso simpático
↓
Miedo
↓
Pánico
↓
Disociación (mecanismo de defensa)
↓
Trauma

En el ejemplo del león he descrito una situación bastante traumática, pero que he reducido un poco al absurdo para que resulte un ejemplo emocionalmente neutro para todo el mundo y así se pueda entender de una manera mucho más fácil. Es bastante inviable e improbable que un león aparezca en tu casa a menos que vivas cerca de la jungla (o de un zoo), pero recuerda las situaciones que antes describía como muy estresantes para un niño: esas son las típicas que desencadenan una herida emocional lo suficientemente potente como para condicionar una vida entera.

Por ejemplo, un adulto puede pensar algo como: «Si mis padres pasan de mí, pues nada, yo hago mi vida», y no procesa la situación como un trauma (o sí, dependiendo de las herramientas de afrontamiento que posea). Pero es muy probable que un niño lo perciba como: «Anda, mis padres pasan de mí, ¿qué hago? Si son mi referencia en este mundo. Yo sin ellos no sé qué hacer porque soy un ser dependiente. Tengo mucho miedo; no entiendo qué está pasando». Así pues, no hace falta pasar por una situación de vida o muerte para tener un trauma o herida emocional, basta con experimentar cualquier situación con muchísimo miedo o soledad. Y esto es así a cualquier edad.

En los casos más graves, las partes disociadas también pueden volver a disociarse. Por ejemplo, en la llamada **disociación estructural secundaria**, la PE puede, a su vez, disociarse. Esto ocurre en traumas tempranos, prolongados o repetidos en el tiempo, como los que generan un trauma complejo. Y, en los casos más extremos, no solo se divide la PE en varias partes, sino que también lo hace la PAN, estableciéndose lo que llamamos **disociación estructural terciaria** y dando lugar al trastorno disociativo (comúnmente llamado **trastorno de personalidad múltiple**).

¿Cuánto estrés eres capaz de soportar?

Para responder a esta pregunta el doctor Dan Siegel creó un concepto muy interesante: la **ventana de tolerancia al estrés**.

Según esta teoría, la ventana de tolerancia es un pequeño margen en el que las herramientas y habilidades que poseemos son suficientes para abordar una situación estresante y manejar nuestras emociones resultantes, sean cuales sean. Todos tenemos una propia, porque todos podemos soportar una cantidad de estrés concreto; por ejemplo, la mayoría de personas puede soportar el estrés que supone un cambio de planes de última hora, ir mal de tiempo para coger el autobús o hacer un examen oral.

Yo puedo manejar fácilmente mis emociones cuando estoy delante de miles de personas porque es algo que he entrenado muchas veces (con el tiempo, he ido aumentando mis herramientas y la confianza en mí misma y, por ende, ensanchando mi ventana de tolerancia), pero la primera vez que me subí a un escenario me temblaba hasta el DNI, lo cual quiere decir que mi ventana de tolerancia se quedaba justita ante aquella situación.

¿Cuándo se queda pequeña la ventana de tolerancia al estrés? Cuando cruzamos sus umbrales y nos enfrentamos a un «secuestro emocional», es decir, cuando las emociones toman las riendas de nuestro ser, nuestra parte lógica desconecta y no tenemos herramientas suficientes para abordar una situación estresante como, por ejemplo, ser víctima de una infidelidad. **La ventana de tolerancia se puede trabajar, pero hay cosas para las que no estaremos preparados nunca.** Por ejemplo, nadie está preparado para la muerte de un ser querido, ¿verdad?

El hecho de que mi primera experiencia en pareja fuera una relación tóxica rebasó mi ventana de tolerancia al estrés. Yo siempre he sido una persona que ha manejado muy bien el estrés, pero la incertidumbre que me suponía aquella relación agotó todos mis recursos. Quizá a otra persona no le hubiera causado tanto daño emocional, pero, como digo, cada uno cuenta con sus herramientas, su historia y su ventana de tolerancia. Por eso, **ni yo ni nadie puede definir qué es para ti algo altamente estresante**.

Vas a flipar, pero hay evidencias de personas que se han mantenido dentro de su ventana de tolerancia al estrés estando en campos de concentración nazis. Alucinante.

Para un niño, la ventana de tolerancia siempre es menor que para un adulto. Y para una persona con apego seguro, esta siempre será mayor que para alguien con un apego inseguro. Aun así, esta ventana se puede ir reduciendo o agrandando según nuestro entorno: si nos rodeamos de personas que no nos aportan seguridad, la ventana se hará cada vez más pequeña; y si nos rodeamos de personas que nos aportan tranquilidad, la ventana se hará cada vez más grande.

Una ventana de tolerancia grande es como un colchón bien mullidito que nos protege del dolor.

En este libro, como ya has visto, hay muchos ejemplos de situaciones estresantes con las que te puedes sentir identificado o no, pero parte del trabajo de autoconocimiento que me gustaría que hicieras es precisamente este: identificar cuáles fueron las situaciones que, a lo largo de tu vida, te generaron un alto estrés. **Si hubo situaciones que viviste como altamente estresantes, entonces lo fueron.**

04

Los tres cerebros

Tenemos tres cerebros. Sí, sí, como lo lees. Tres. Bueno, tres en uno, según la teoría de Paul MacLean: **reptiliano**, **emocional** y **racional**.

Sé que estos nombres son un poco raros y parece que esté hablando de alienígenas en el canal DMAX, pero MacLean decidió que estos iban a ser los nombres con los que bautizaría a cada una de las partes del cerebro que todos poseemos, según su función.

La verdad es que estas divisiones cerebrales ayudan a entender mejor las diferencias entre el consciente y el inconsciente.

Las tres partes están conectadas entre sí, pero cada una se encarga de un objetivo distinto y de procesar la realidad de una manera diferente.

Reptiliano:

- Es la parte más **instintiva y primitiva** de nuestro cerebro, y se encarga de regular aspectos relacionados con la supervivencia, como la respiración, la temperatura, la digestión y los reflejos de apego.
- En términos de supervivencia, no tiene un *mood* intermedio. Reacciona con «Vamos a morir» o «Está todo OK». No razona; de eso se encarga otra parte del cerebro.
- Aparece cuando aún estamos en la barriga de nuestra madre.
- Anatomía: **tronco encefálico.**
- Parte inconsciente.

Emocional:

- Es la parte de nuestro cerebro que permite que sintamos emociones como el asco, el miedo, la ira, la tristeza, la sorpresa o la felicidad.
- Aparece entre los últimos meses de embarazo y los dos primeros años de vida.
- Anatomía: **sistema límbico.**
- Lo más importante del cerebro emocional es su torre de control: la **amígdala**, estrechamente relacionada con el miedo y el apego. Tiene varias funciones, pero la principal es activar el sistema simpático y pasarle información a su colega el **hipocampo** sobre las situaciones peligrosas para, entre los dos, recordar todo aquello que ha resultado un riesgo en el pasado y así poder enfrentarse juntos a las posibles amenazas del futuro.
- Parte inconsciente.

Racional:

- Es la parte más «evolucionada» de nuestro cerebro. Se encarga de tareas como el habla, el pensamiento, la compresión lectora, la reflexión, la lógica... Es algo así como «el padre» de los cerebros anteriores.
- Aparece alrededor de los dos o tres años de vida y no se forma completamente hasta después de la adolescencia.
- Anatomía: **neocórtex**.
- Parte consciente.

Hay un par de datos más que son interesantes:

- El cerebro se va desarrollando a lo largo de toda nuestra vida, desde que somos un feto hasta la edad adulta, y pasa por las mismas etapas que ha ido pasando nuestra evolución como especie. Primero se desarrolla el cerebro reptiliano, luego el emocional y, por último, el racional.
- Que el cerebro racional no empiece a desarrollarse hasta los dos años quiere decir que todo el aprendizaje que obtengamos esos primeros meses de vida es puramente emocional (es decir, inconsciente).

Y un par de anotaciones respecto a la teoría que merecen mencionarse para evitar confusiones:

- El cerebro está compuesto por multitud de órganos, cada uno con una función diferente, pero relacionados entre sí. Esta teoría se usa para hablar de las diferentes funciones del cerebro de una manera sencilla. No quiere decir que cada función esté perfectamente delimitada a alguna de las tres áreas, pero sí hay partes del cerebro que se encargan de funciones concretas que coinciden con la activación de las áreas mencionadas. Obviamente, las personas solo tenemos un cerebro: el cerebro humano.

- Hablar de cerebro reptiliano no quiere decir que tengamos un cerebro de reptil. Como digo, es solo parte de la nomenclatura que se emplea para entender mejor la teoría.

Ahora vamos a ver cómo se relacionan estas partes del cerebro entre sí. Verás la fiesta que tienen montada.

- **El cerebro emocional es el que casi siempre la lía.** La **amígdala** tiene un temperamento muy fuerte y suele reaccionar de manera impulsiva a las cosas; sin embargo, el **hipocampo** es más tranquilo y le gusta que haya paz (además, una de sus funciones es activar el sistema parasimpático). Cuando la amígdala percibe un peligro, se pone a la defensiva activando el sistema simpático; pero el hipocampo, que la conoce bien, interviene activando el sistema parasimpático y la regula diciéndole: «Eh, tía, te estás pasando. No te pongas tan nerviosa, que me acuerdo perfectamente de que esto no es tan peligroso como piensas». Entonces la amígdala se calma y no se sobreactiva. Sin embargo, cuando el hipocampo no interviene en esa reacción, la amígdala se viene muy arriba, activa de manera exagerada el sistema simpático y, como ya vimos en el capítulo anterior, se produce el trauma.

La amígdala reacciona con facilidad, aunque cabe decir que en algunas personas más que en otras; pero, sea como fuere, cada vez que se activa, reduce más la ventana de tolerancia al estrés de la persona en cuestión. Esto, a su vez, hace que la amígdala gane más sensibilidad y reacciones más exageradamente ante situaciones que no tendrían por qué activarla.

Cuando la amígdala se mantiene activada de forma continua, estas son las consecuencias:

- Dificultad para controlar impulsos.
- Incapacidad para retrasar la gratificación.
- Dificultades para tomar decisiones.
- Desbordamiento emocional ante las situaciones adversas.
- Falta de concentración.
- Dificultades para pensar con claridad.
- Falta de empatía o capacidad de interacción social.
- Problemas para ser asertivo.

Por ello, una amígdala activada es el motivo por el que a una persona enfadada no le puedes pedir que se calme y razone ante cierta situación; está ensimismada en su enfado, con su amígdala a tope, y no atenderá a razones ni podrá empatizar hasta que se calme. ¿Cómo va a poder empatizar una persona con el dolor ajeno cuando ella misma también siente dolor? Cuando deje de sentir dolor, podrá empatizar. Por eso a veces es necesario dejar conversaciones importantes para otro momento.

- -

- **El cerebro racional, o el padre de los otros dos, solo interviene en las movidas de la amígdala y el hipocampo cuando aquella no la ha liado al máximo.** Cuando el hipocampo no interviene y la amígdala se ha venido arriba, esta se pone a gritar y el cerebro racional no puede pensar con claridad. Vamos, que, cuando la amígdala se activa al máximo, sufrimos el «secuestro emocional» del que te hablaba en el capítulo anterior y nuestro cerebro racional se apaga.

- El cerebro reptiliano es el hermano mayor de la amígdala y, cada vez que escucha barullo porque su hermana está fuera de sí, pasa por su habitación y le dice: «¡LOL! ¿Y esta movida?», pero no se queda a averiguar qué está ocurriendo. Así que, aunque oye campanas, no sabe de dónde vienen. **No tiene ni idea de qué sucede, pero sabe que algo muy fuerte pasa en casa y que tiene que tenerlo muy en cuenta, por eso su mejor herramienta es cambiar el tipo de apego.** Pero esto no lo hace cada vez que hay una situación altamente estresante (recuerda que no se puede cambiar el tipo de apego de manera intermitente), sino que cambia de seguro a inseguro (o cualquiera de los otros tres) y se queda ahí para siempre (a menos que luego se haga un trabajo de integración, cosa que veremos más adelante).

Explicarte toda esta movida de los cerebros me sirve para que entiendas que, a veces, las situaciones altamente estresantes provocan este caos entre las distintas partes. Por eso, durante la disociación, la parte del cerebro que se encarga de organizar la información (podríamos decir que es **la madre**) no puede trabajar con claridad (y termina colocando la sartén en la nevera).

En situaciones en las que no hay un peligro real, pero sí sentido, este caos también se da.

En mi pasado, mi amígdala se había activado muchas veces ante el miedo de no ser suficiente. Al comprender mi historia y la de mi padre, pude entender que, de alguna manera, él me había traspasado su caos a mí y eso había hecho que mi cerebro se organizara tal que así. Él hizo lo que pudo con lo que tenía, y yo también.

LA MENTE RECUERDA

Las neuronas son las células más grandes de nuestro cuerpo. Están formadas por un núcleo y una serie de prolongaciones que les sirven para conectarse unas con otras formando un tejido o red neuronal. Tenemos unos cien mil millones de neuronas —no pasa nada si perdemos alguna en una noche loca de alcohol y desenfreno, pero tampoco nos pasemos— y la comunicación entre todas ellas parece Radio Patio. Les encanta saber y almacenar información para luego sacar sus propias conclusiones. Lo guardan todo en archivadores inmensos; algunos los tienen en la parte consciente del cerebro y otros, en la parte inconsciente. Catalogan la información en tipos de memoria según su importancia. ¿Y sabes cuál es la más importante? Justamente, el archivador que está en la sala de la amígdala. Esta, como ya sabemos, almacena información relacionada con la supervivencia, y le da igual si los peligros que tiene registrados son reales o imaginarios.

El caso es que hay archivos que tienen un especial interés para todo el cerebro: los que contienen información sobre el sufrimiento y las heridas emocionales o traumas. **Engrama** es el término para designar las redes neuronales que guardan la información de la herida emocional. El cerebro entiende lo que contiene el engrama como peligros que debemos evitar para poder continuar con nuestra existencia, pero es completamente ajeno al desorden que implica tener eso guardado tan solo en el cerebro emocional, sin integrarlo con las otras partes.

Aunque en el exterior sucedan cosas que *a priori* no tienen ninguna relación directa con la herida emocional, si la amígdala encuentra una pequeña similitud entre aquella y la información que guardan las neuronas al respecto, ni hipocampo ni nada. Se lía. La amígdala se activa, tal y como se activó en el momento exacto del trauma, y pone en funcionamiento la parte emocional. Un solo estímulo es suficiente para volver a activar todo el sistema, volver a revivir traumas y remover viejas heridas emocionales.

¿Por qué pasa esto? El cerebro saca el recuerdo del trauma, pero no diferencia entre pasado y presente —de hecho, esta parte del cerebro donde reside el engrama no entiende de ningún tiempo más que del presente—, así que, cada vez que procesa un estímulo mínimamente similar, deduce que todo lo malo que pasó hace un tiempo está pasando ahora de nuevo. A veces, esto desencadena síntomas como sentir malestar sin aparentemente venir a cuento (que terminamos pagando con quienes nos rodean porque no sabemos cómo gestionarlo), pesadillas o *flashbacks*.

Una movida.

EL CUERPO SIEMPRE RECUERDA

Esto de sentir malestar «sin aparentemente venir a cuento» me pasó el otro día. ¿Recuerdas el traumita de las figuras de cera que vi en un santuario que te contaba en la introducción? Pues atención a esto que viene ahora.

Iba yo tan tranquilamente paseando por un pueblo al que había ido de excursión con mi pareja cuando, de repente, vimos una tienda de velas muy bonita y decidimos entrar. Las había de muchos colores, tamaños y formas, y todas eran preciosas, fruto del trabajo de un artesano cuyo taller se encontraba en el interior de la tienda. El olor a cera impregnaba todo el espacio. De pronto, empecé a encontrarme mal: sentí náuseas y una ansiedad tremenda en el pecho. En ese momento no supe a qué se debía, pero miré a Alberto y le dije muy agobiada:

—Salgo a la calle, me encuentro mal.

Mi pareja se asustó y me acompañó fuera.

—¿Qué te pasa? —preguntó preocupado.

—No lo sé, creo que la tienda me ha dado mal rollo —dije caminando sin rumbo y con la mirada clavada en el suelo. Estaba bastante nerviosa.

—Pero todo lo que había era bonito, no entiendo. —Alberto colocó las manos en mis hombros y me miró a los ojos—. A ver, para un segundo.

Ese gesto me devolvió un poco a la realidad. No sé en qué parte de mi cabeza andaba metida, pero un instante después supe exactamente qué me había ocurrido. Mi cuerpo había reaccionado al olor a cera, que transportó a mi mente a aquel altar de mi infancia con figuras de cera; el dolor de esa gente, la enfermedad, la muerte. Instantes más tarde, todo se conectó. Mi mente consciente tardó un poco más en averiguar qué estaba pasando, pero mi cuerpo lo sabía todo desde el primer segundo.

Qué fuerte, ¿verdad?

Con relación a esto, te voy a contar ahora el caso de Carolina, una chica de treinta años que acudió a mí por falta de deseo sexual y dolor vaginal durante las relaciones íntimas con penetración.

Verás, a veces, en las relaciones sexuales hay falta de deseo, dolor genital, problemas con la excitación o el orgasmo, etc. A mí, en cualquier caso, siempre me gusta conocer de qué manera ha vivido mi paciente sus encuentros sexuales, desde el primero hasta el último. No hace falta dar muchos detalles ni ir relación a relación, por supuesto, pero sí me interesa que en su relato se detenga a observar los cambios y la evolución que ha tenido la vivencia de sus encuentros sexuales a lo largo de su vida. Y así lo hice también con Carolina.

Ella había tenido un par de relaciones de pareja antes de conocer al que era su actual compañero de vida. En el relato de la primera relación no observé nada destacable, pero cuando nos adentramos en la que fue su segunda relación, encontré lo que me suponía: una experiencia sexual muy desagradable.

Mi paciente estuvo dos años saliendo con un chico que la hacía sentir fatal: se metía con su físico y con su forma de mantener relaciones sexuales, la manipulaba para tener sexo —le decía: «Si no lo haces conmigo, me iré con otra, y encima la culpa será tuya. Te arrepentirás»—, la comparaba con otras novias que había tenido y, por si esto fuera poco, le controlaba lo que comía y la ropa que se ponía. Fue una relación de maltrato en toda regla. En aquella época, Carolina tenía diecinueve años, y él, veinticuatro.

Para más inri, el susodicho la forzó a mantener encuentros sexuales en más de una ocasión. Nunca llegó a pegarla o a forzarla físicamente, pero tampoco le hizo falta: con un grito era suficiente para generar un miedo paralizante en Carolina.

Mi paciente normalizó mantener relaciones sexuales sintiendo malestar, y eso lo recordaría su cuerpo para siempre.

Cada vez que su actual pareja iniciaba un acercamiento, ella huía, y cuando no huía, los músculos del suelo pélvico se tensaban tanto que le dolía cualquier postura. En ningún momento se sintió forzada con su actual pareja, es más, en alguna ocasión me comentó que llegó a sentir excitación, pero tan pronto como comenzaba el contacto físico, se agobiaba. En consulta se mostraba muy triste y apenada porque le apetecía mucho tener una conexión más íntima y fluida con su pareja, sin embargo, la frustración llegaba cuando, cada vez que lo intentaba, su cuerpo reaccionaba sin contar con ella. Su cuerpo le estaba «hablando», Carolina solo tenía que escucharle.

Tras un arduo trabajo interdisciplinar de ginecología, fisioterapia y psicología, mi paciente empezó a mejorar lentamente y a exponerse poco a poco al contacto sexual. Primero a solas y luego en pareja.

Cabe decir que su pareja se mostró durante todo el proceso muy respetuoso con ella. Llevaban ya mucho tiempo sin mantener relaciones, y aunque era algo que él deseaba, entendía que ella necesitaba tiempo y espacio para poder trabajar su sexualidad. La apoyó en todo: asistió a terapia con ella en varias sesiones, la escuchó, la acompañó y esperó lo que hizo falta hasta que Carolina se sintió lo suficientemente cómoda para tener un acercamiento más íntimo. Esto ayudó muchísimo al tratamiento.

Tras un tiempo en terapia, Carolina logró integrar todas las partes de su cerebro, y su cuerpo, su mente y su corazón conocieron la perspectiva más amable del sexo.

Esto demuestra que las heridas emocionales se almacenan también en la memoria corporal (memoria implícita) y que **cuerpo y mente van de la mano siempre**.

Hay personas que, tras un suceso traumático —no tiene por qué ser automáticamente después, puede ser al cabo de algún tiempo—, relatan sentir otros síntomas relacionados con el cuadro disociativo, como la **despersonalización** y la **desrealización**, ambos fenómenos pasajeros.

La despersonalización es un fenómeno por el cual las personas pueden sentir una alteración en la forma de percibir su cuerpo. Dicen sentirse distintos, raros o fuera del cuerpo, como un mero espectador de la vida, ya que su forma de sentir su cuerpo ha pasado a ser completamente diferente a la manera habitual.

Sin embargo, la desrealización es una alteración de la percepción del mundo exterior. Las personas que la han sufrido alguna vez sienten que lo que las rodea se vuelve extraño o irreal, como si estuvieran en un sueño, haciendo que de repente se sientan desorientadas y pierdan su espontaneidad.

Dato curioso: Cuando una persona experimenta estas sensaciones y es consciente de ello (es decir, sabe que lo que sucede no es normal y que es fruto de su cabeza), se descarta el brote psicótico.

¿POR QUÉ SIEMPRE TERMINO CON EL MISMO TIPO DE PERSONA?

Pongámonos en situación: conoces a una persona aparentemente maravillosa. Parece que es lo que estabas buscando: alguien atento, amable, cariñoso e inteligente. Sientes que podríais estar hablando horas y horas. Llevas un par de semanas acostándote a las mil porque no puedes apartarte del móvil; os dais las buenas noches y los buenos días por mensaje, os contáis todas las cosas que os pasan, os mandáis audios de voz y, cada vez que ves un mensaje entrante, te da un vuelco el corazón. Nunca antes habías sentido algo así, por eso piensas que, tal vez, esta sea la persona definitiva.

Has tenido ya alguna relación fallida y estás cansado de los mismos estereotipos de siempre. Precisamente, te fijaste en esa persona porque parecía comportarse de manera muy diferente a las demás, así que decides poner toda la carne en el asador.

Pasan las semanas y todo sigue yendo estupendamente. Ya no habláis con tanta intensidad como al principio, pero es normal, las relaciones tienden a habituarse y la energía del principio se va perdiendo con el tiempo. Estáis a gusto y decidís ir un paso más allá: formalizáis la relación.

Conforme va pasando el tiempo, los conflictos comienzan a surgir y te das cuenta de algo: el comportamiento de esta persona empieza a parecerse mucho al de tus exparejas: resuelve los conflictos desapareciendo, no expresa sus emociones y parece que prefiere no hablar las cosas a menos que tú insistas. ¿Por qué se comporta así ahora si hasta el momento aparentaba ser una persona incapaz de hacerte daño, que solo quería desvivirse por ti? Antes se mostraba disponible enteramente para ti, ¿por qué ahora prefiere salir con sus amigos, aunque tú estés mal? ¿Por qué da la impresión de que le molesta que llores? ¿Por qué de repente parece que estés con alguna de tus exparejas? ¿Por qué siempre te pasa lo mismo en las relaciones sexo-afectivas? ¿Por qué terminas cada vez con el mismo tipo de persona?

La gente que parece no implicarse mucho en la relación, que te resulta absorbente, que deja de quererte, que te controla, que «casualmente» siempre tiene algún compromiso previo con otras personas, que desconfía de ti o que te hace *ghosting*. Cualquier patrón es bienvenido en este caso, y repetir patrones es ley de vida, al menos hasta que el trabajo personal te ayude a lo contrario.

Hay varios motivos por los que solemos repetir patrones, como la idea que tenemos sobre las relaciones y el amor (impregnadas en su mayoría por mitos del amor romántico) o los estereotipos aprendidos. Pero **lo que más hace que repitamos patrones es nuestro propio patrón de conducta**, es decir, aquellas cosas que aprendimos en la infancia y la adolescencia sobre la manera de vincularnos con nosotros mismos y con los demás (aunque recuerda que también es importante tener en cuenta las vivencias de la edad adulta, porque también nos pueden condicionar). Por todo ello, nuestro tipo de apego mandará sobre las dinámicas de aquellas relaciones que vayamos estableciendo.

Recuerda que nuestro cerebro tiene una parte consciente y otra inconsciente. La primera se encarga de procesar conscientemente (nunca mejor dicho) todas las cosas que van pasando: «Jo, qué guay, me ha regalado una caja de bombones». Sin embargo, ignora aquellos patrones que le suenan, porque de esto se encarga la otra parte del cerebro, pero como es inconsciente, tampoco le hacemos mucho caso porque la parte consciente tiene mucha voz en ese momento. Además, las sustancias que se segregan durante el enamoramiento son capaces de cegar aún más esos indicios que, de otra manera, sí podríamos percibir a través de sensaciones.

¿Qué puedes hacer?

Identificar

Mi primer consejo es que estudies a fondo tu historia, tu tipo de apego y tus patrones de conducta. Luego responde a las siguientes preguntas y escribe todas las conclusiones en una libreta:

- ¿Cómo han sido tus anteriores relaciones?
- ¿Qué problemas has solido tener?
- ¿Cómo has reaccionado ante los conflictos?
- ¿En qué tipo de personas te sueles fijar?

- ¿Qué tipo de comportamientos tienen las personas en las que te sueles fijar? ¿Podrías describir cómo es tu tipo de pareja ideal, más allá del físico?

No hace falta que te centres solo en las relaciones formales, también cuentan los «follamigos».

Discriminar

La idea es que, cada vez que conozcas a alguien, puedas determinar si reúne, en su forma de comportarse y vincularse, las características que prefieres evitar por el momento.

El enamoramiento y sus sustancias te complicarán la tarea porque te cegarán al principio, así que la idea es encontrar un equilibrio entre dejarse llevar y permanecer alerta. Si te lanzas a la piscina de cabeza y en el aire te das cuenta de que está vacía, te la pegas bien fuerte. La idea es lanzarse habiendo comprobado primero que hay agua donde vas a caer. Y, ojo, esto no es saber si algo va a salir bien antes de tiempo, que a veces queremos protegernos tanto que queremos ir con todo sabido, nos anticipamos y la terminamos pifiando por el miedo que nos hemos generado. La idea es dejarse llevar mientras vas conociendo realmente al otro, y no quedarte con la primera persona que te muestre afecto. A ninguna parte de tu cerebro le gusta decir que no al cariño, pero mi consejo es que compruebes que no te estés metiendo en la boca del lobo a cambio de un poco de amor.

Hacer tu parte del trabajo

Sí, la idea no es solo que discrimines a quien no quieres tener a tu lado, sino qué cosas de ti puedes trabajar para cambiar tu forma de relacionarte con los demás. Tú también tienes tu parte de responsabilidad.

05

Del pasado al presente

En este capítulo te voy a enseñar cómo solemos afrontar las cosas que nos pasan hoy según lo que aprendimos en el pasado, qué herramientas nos funcionaron en su momento, pero ya no nos sirven en la actualidad y qué herramientas nuevas podemos aprender a usar para sanar el presente.

CUANDO LA HERIDA DEL PASADO SE ACTIVA EN EL PRESENTE

Luis era el mayor de tres hermanos y había tenido una vida relativamente tranquila. Creció rodeado de mucho amor. Sus padres siempre le habían dado libertad y le habían demostrado que confiaban en él. Durante su adolescencia tardía experimentó algunas decepciones con varias amistades, pero, según él, nada trascendental en realidad. Un día, sus padres descubrieron que la hermana menor, Paula, andaba coqueteando con la marihuana desde hacía un tiempo. Había empezado a fumar con diecisiete años y, poco a poco, terminó desarrollando dependencia, con todos los problemas que eso conlleva (fracaso escolar, malas compañías, días sin aparecer por casa, problemas de salud física y una relación tóxica con su pareja).

Según me contó Luis, Paula dejó de ser ella misma, parecía otra persona: no hablaba, no se reía, solo quería fumar y pasar de la vida. Los padres decidieron que lo mejor para ella era empezar a tratar su adicción con un equipo de profesionales. Desde que Paula inició el tratamiento hasta que lo terminó, pasaron tres años. Tres largos y duros años para toda la familia, pero especialmente para Luis, quien vivió aquella época con una sensación de responsabilidad, impotencia y frustración enormes. Eso lo mantuvo en un constante y elevado estado de alerta física y mental durante aquellos tres años. Se sentía responsable por ser el hermano mayor, y aunque él quería salvarla, le era imposible, pues Paula no atendía a razones.

Finalmente, su hermana estuvo internada un largo tiempo y terminó recuperándose. Se reincorporó a sus estudios y consiguió continuar con su vida lo mejor que pudo. Luis, por su parte, no salió indemne. Había sufrido una herida emocional importante: nunca se sintió suficiente. Además, por aquel entonces, se acababa de independizar con su novia y, como en cualquier comienzo, se tuvo que acostumbrar a muchas cosas nuevas, entre ellas, a organizar sus ingresos y gastos, lo que en alguna ocasión le supuso dificultades para llegar a fin de mes. Sus padres no tuvieron ningún problema en ayudar económicamente a su hijo, pero él sabía que el centro en el que estaba ingresada su hermana era muy caro, porque escuchaba a sus padres hablar de préstamos y deudas, y no quería que tuvieran una carga económica más. Por esto, Luis no solía aceptar el dinero que le ofrecían y, si lo hacía, se sentía angustiado y mal consigo mismo por no poder salir adelante por sí solo en una situación como aquella. Toda esta experiencia vital afectó profundamente a su percepción de valía personal. Además, hasta que sus problemas financieros se solucionaron, Luis tuvo la sensación de ser una carga más en la familia. Es probable que el chico creciera con un apego seguro y que, tras la enfermedad de su hermana, este cambiara, seguramente a uno de tipo ansioso.

El día en que Luis vino a verme a consulta, presentaba nerviosismo, insomnio, tristeza y agobio por el futuro. Estuvimos trabajando en su historia para que él pudiera entender el origen de su malestar, que no estaba ni en la infancia ni en la adolescencia, sino en cuatro años atrás. En el momento en que Luis lo comprendió todo, rompió a llorar de alivio; por fin se entendía a sí mismo.

Las personas que acuden a mi consulta vienen para trabajar su PE, y mi misión es acompañarlas por las profundidades de su inconsciencia y ayudarlas a conectar esa parte con su PAN.

Tras aquellas sesiones, Luis comenzó a sentirse algo mejor. Al fin tenía el porqué de todos sus problemas presentes. Sin embargo, un día apareció en la consulta con una crisis de ansiedad. Se había notado una serie de manchitas flotantes en la visión y había hecho lo peor que se puede hacer en estas situaciones: mirar en internet.

—Tengo miedo de tener glaucoma. He leído que las manchas pueden ser un síntoma de glaucoma y mi abuelo tenía glaucoma. Es posible que yo lo haya heredado —me dijo preocupado.

—Pero, Luis, las manchas en la vista pueden ser por muchos motivos. Ya sabes que muchas veces nuestro cerebro activa mecanismos de defensa que nos hacen ponernos en lo peor solo por estar preparados si lo peor sucede. Pero que pueda suceder no significa que vaya a suceder.

Y esto es así. **Pasamos parte de nuestra vida gastando energía sufriendo por cosas que nunca van a pasar.** A este fenómeno se le llama **catastrofismo** (más adelante lo veremos con detenimiento).

—Lo sé, pero no sé… Estoy preocupado. He pedido cita en el oftalmólogo.

—Muy bien hecho. Es mejor que lo miren y así te aseguras.

—Sí. También he notado que me pica mucho la piel. Es posible que sea por la humedad del ambiente en verano.

—Es posible… —respondí, y vacilé un momento. Esos síntomas podían estar relacionados con la tensión y el estrés, así que empecé a sospechar que lo que relataba Luis podía ser fruto de algo más emocional. Podríamos estar hablando de síntomas psicosomáticos consecuentes de alguna herida del pasado—. Oye, cuéntame qué has hecho estos días.

—Pues estudiar para las oposiciones y poco más.

—¿Y qué tal lo llevas?

—Bueno, ahí voy —respondió fijando una mirada triste en un punto del suelo—. Siento que nunca voy a conseguir la plaza. Tengo treinta y tres años y no he cotizado nada en la Seguridad Social.

La cosa iba cogiendo forma. Por fin empezábamos a adentrarnos en la posible causa de su malestar.

—Siento que no pertenezco a ninguna parte —siguió.

Me contó también que, dado que su novia era la única que trabajaba, sentía que seguía siendo una carga a nivel económico y que, aunque era algo que en pareja habían hablado y negociado mil veces de mutuo acuerdo, a él le angustiaba no poder contribuir a los gastos del día a día. La pareja iba sobrada de dinero, pero, aun así, él sentía que debía hacer algo. Qué interesante: años atrás, a Luis le había quedado la sensación de que debía «hacer algo útil» y hoy seguía igual. Era como si esa conducta no se hubiera terminado de ejecutar y él no hubiera salido de ahí.

Conocía la historia de Luis y sabía perfectamente que su herida estaba relacionada con la baja percepción de su valía personal, así como con la sensación de ser una carga. Si relacionaba lo que me estaba diciendo con lo que ya sabía, eso me llevaba a una conclusión muy potente. Me acababa de confesar que se sentía una carga y que no pertenecía a ninguna parte; justamente, lo que sintió aquellos años traumáticos. Es posible que Luis hubiera activado su herida emocional sin darse cuenta.

La vida de un opositor es dura; se pasa años y años intentando obtener una plaza que, además de brindar un medio con el que ganar dinero, da la oportunidad de sentirse útil a quien desempeña sus tareas.

El trabajo también da, de alguna manera, una identidad. Sentirse útil le da un sentido a la vida, y eso era algo que Luis necesitaba para poder paliar el daño de su herida (la frustración de no verse suficiente para ayudar a su hermana). Y Luis más bien sentía todo lo contrario, todavía no había encontrado su lugar en el mundo; su día a día era una especie de limbo.

El chico había convivido con su herida emocional latente durante un tiempo, pero ahora esa herida estaba empezando a asomar a través de síntomas que no parecían tener una relación directa con el problema. Luis activó su sistema simpático tras haber estado dándole vueltas al tema de las manchas en la visión, y esto le llevó a sentir miedo. Ese miedo localizado activó otros miedos, como el de no conseguir sacar la plaza nunca —esto suele pasar: lo típico, que empiezas a rayarte por una cosa y terminas rayándote por todo—, y a su vez pensó que, si no conseguía sacarse la plaza, siempre sería un inútil. La amígdala despertó; avisó al hipocampo, que dijo: «Esto de no sentirse útil me suena...»; las redes neuronales sacaron los archivos de la herida emocional de mi paciente; activaron las emociones asociadas al recuerdo y, ¡pum!, crisis de ansiedad para Luis.

Aunque su hermana ya estuviera bien y el muchacho tuviera una vida tranquila, la situación actual le había evocado unas emociones capaces de activar su herida emocional.

Luis no sabía ni cómo ni por qué se sentía así. Su mente no le mostraba una relación directa entre el recuerdo como tal y sus síntomas actuales. Esto es normal, ya que las heridas se guardan en el inconsciente y a veces solo somos conscientes de las emociones asociadas al recuerdo, pero no al recuerdo en sí. Por eso, aunque este se conserve, no somos capaces de relacionar el dolor del presente con el del pasado. Es como si la mente, dentro de su caos, enviara cierta información a la PAN desde la PE de una manera discreta.

Le expliqué a Luis mi conclusión y sus ojos comenzaron a humedecerse:

—Esto es brujería —me dijo entre risas y lágrimas.

Ya sabes lo que me gusta generar un ambiente de confianza, entre risas y bromas, en terapia. Los pacientes me lo agradecen porque sienten que el humor les permite encajar mucho mejor las cosas.

El joven supo lo que su herida significaba y de qué manera se había activado. Fue justamente eso lo que le motivó a preguntarse cómo podía sanar su herida y, tras varios minutos intercambiando ideas, decidimos que el camino que podía emprender era el de programarse una rutina en la que hacer cosas que le hicieran sentir útil y válido en su día a día (la satisfacción de haber aprovechado una tarde de estudio era algo que, por ejemplo, le hacía sentir bien). Evidentemente, el trabajo no quedó solo en eso, pero al menos era un pequeño comienzo.

Herramientas que sirvieron en el pasado, pero han dejado de servir en el presente

Como ya vimos en el segundo capítulo, a lo largo de nuestra vida las personas vamos adquiriendo herramientas para afrontar distintas situaciones: a veces las aprendemos de manera consciente (por ejemplo, en terapia, como veíamos en el caso de Daniel, para el que la información fue una herramienta importante) y otras veces aparecen de manera natural y sobre la marcha, según lo que nos va pasando en la vida. Esas herramientas establecen los llamados patrones de conducta, formas constantes de pensar, sentir, reaccionar físicamente y actuar en determinadas situaciones.

Un patrón de conducta te llevará a actuar siempre de la misma manera.

Basta con que una herramienta funcione una sola vez, para seguir usándola durante toda la vida en cualquier situación complicada. Aunque en el futuro no nos vaya bien, el cerebro seguirá echando mano de ella, porque la persona no conoce otras herramientas. Las hay que sirven en un momento concreto, pero que, con el tiempo, dejan de ser útiles. Todos los días veo pacientes que mantienen patrones de conducta que en su día les funcionaron, pero que han dejado de valerles.

Te voy a poner un ejemplo. Imagina que un niño ve que sus padres discuten a menudo. Ha aprendido a estar pendiente de las emociones de sus adultos de referencia para intervenir, regularlas y, con ello, manejar su propio malestar. Este niño adquiere un patrón de conducta de hipervigilancia para toda la vida, hasta llegar a su etapa de adulto, en la que mantendrá esta hipervigilancia hacia su pareja, amigos, etc.

La herida de la persona adulta tiene relación con la estrategia de supervivencia que llevó a cabo de niño.

Aquí tienes algunas herramientas que he observado en mis pacientes:

- **Alta autoexigencia**: Las personas suelen usarla para sentirse válidas, conseguir resultados u obtener el refuerzo y la aprobación de los demás. Es una herramienta que permite ganar autoestima. Cuando las personas que han sido autoexigentes no están haciendo nada «productivo» (por ejemplo, están descansando), suelen sentir malestar porque inconscientemente asocian cumplir sus autoexigencias con el bienestar.
- **Procrastinación**: Dejar las cosas para «más adelante» se suele usar para evitar sentimientos de incomodidad y posibles fracasos. Las personas que la ponen en práctica suelen apartar tareas que les suponen cierta carga mental o emocional y se centran en actividades cuyo resultado saben que les resulta agradable.
- **Rumiación**: Este mecanismo cognitivo lleva a las personas a pensar de manera obsesiva, dándole vueltas a las mismas cosas una y otra vez, sin llegar a una conclusión clara. Se usa

con el objetivo de encontrar una solución a un problema que genera malestar para así poder terminar con él.

- **Alta responsabilidad**: Las personas con una alta sensación de responsabilidad basan su patrón de conducta en la creencia subyacente de «Si consigo hacer las cosas bien, todo el mundo se sentirá orgulloso de mí y por fin me querrán». Una responsabilidad desbocada consume a la persona, que termina haciéndose cargo de mochilas emocionales que no son suyas y que, por lo tanto, no le corresponden.

- **Hipervigilancia**: Mantener un estado de alerta hacia el peligro en situaciones de vida o muerte puede salvarnos la vida, pero mantenerla en situaciones del día a día en relación con el entorno, los gestos o tono de voz de los demás genera una ansiedad innecesaria y desadaptativa. (Las personas con apego ansioso, por ejemplo, son expertas en interpretar expresiones imperceptibles en la cara de los demás. Lo hacen con el fin de diagnosticar un peligro —por ejemplo, que su pareja les está mintiendo—. Lo que pasa es que su hiperactividad mental, impulsividad e inseguridad les impide llegar a conclusiones certeras. Si aprendieran a manejar esta habilidad desde la tranquilidad, serían unos *cracks* interpretando los comportamientos no verbales de las personas. Por su parte, las personas con apego evasivo también ponen en marcha esta herramienta, de tal manera que observan a los demás para poder evaluar cómo deben sentirse ellos y evitar así un conflicto).

- **Conductas de chequeo**: Comprobar una y otra vez que todo está bien se usa para mitigar el malestar. Una conducta de chequeo puede ser, por ejemplo, buscar en internet síntomas de posibles enfermedades o el *stalkeo* de las redes sociales de amigos, familiares y pareja (o expareja).

- **Explosión de ira:** La ira (enfado o enojo) es una emoción que, bien gestionada, puede ser una herramienta muy útil: nos permite expresar qué nos molesta y poner límites. Las personas que aprendieron a usar la ira como herramienta para evitar el dolor emocional tienden a ser adultos con mucho carácter, impulsividad y un mal manejo del enfado, lo que les lleva a tener problemas a la hora de establecer vínculos con los demás.

Todas estas herramientas son un arma de doble filo. A veces sirven y otras veces son el origen del problema. Es paradójico, pero es así. En ocasiones, el malestar viene de las propias herramientas que el cerebro empleó en el pasado para solucionar un problema y acabar con el malestar que este le suponía (por ejemplo, las personas con ansiedad, depresión, TOC, etc., sufren mucho por su alta autoexigencia, procrastinación, hipervigilancia, conductas de chequeo y demás, pero estas son herramientas que el cerebro sigue usando porque en su día les sirvieron).

El objetivo de todas las herramientas mencionadas es el mismo: el **control**. Este nos permite tenerlo todo supervisado y organizado, lo cual nos aporta tranquilidad. Tener sensación de control es importante para todos, pero intentar tener el control absoluto de nuestro entorno, que es lo que se pretende la mayoría de las veces que se usan estas herramientas

con el fin de obtener la tranquilidad emocional, es casi imposible, lo que hace que, paradójicamente, generemos más malestar.

Los tres tipos de apego inseguro (ansioso, evasivo y desorganizado) pueden mostrar cualquiera de estas características.

Veamos ahora un ejercicio sobre las herramientas de que venimos hablando.

EJERCICIO:

Piensa en tu historia y reflexiona acerca de qué hiciste en
las situaciones altamente estresantes que viviste para poder resolverlas. Si te cuesta identificar las herramientas
que usaste, puedes empezar por el presente: piensa qué
haces hoy para solucionar un problema, aunque no te dé
los resultados que esperas, o si tu malestar se debe a alguna de las herramientas que utilizas, y reflexiona si ese comportamiento o pensamiento se dio en alguna ocasión pasada con éxito.

La fórmula para trabajar las heridas emocionales

En terapia, mis pacientes me preguntan mucho cómo gestionar
las heridas emocionales. También preguntan acerca de cómo
cambiar el tipo de apego y, aunque la respuesta es fácil, traba-
jarlo no lo es tanto.

Como ya sabes, las heridas emocionales están muy relacionadas con la activación del sistema de apego y el cambio de un apego seguro a uno inseguro. Por ello quien normalmente viene a terapia a trabajar sus heridas emocionales siente interés en mantener vínculos sanos consigo mismo y las personas que le rodean.

A esta pregunta, pues, yo siempre contesto lo mismo: se necesita hacer dos cosas: terapia personal y vivir una experiencia positiva relacionada con ese miedo o ese dolor y que te demuestre que estás en un lugar seguro.

Curar una herida emocional no es cualquier cosa. El objetivo que perseguimos los terapeutas que nos dedicamos a esto es generar sintonía entre los tres cerebros para que, en lugar de procesar cada uno por su cuenta, trabajen todos con la misma información.

Imagina que estás haciendo un trabajo en grupo con otros compañeros y decidís que cada uno haga su parte y que luego ya lo juntaréis todo. ¿Qué es lo que suele pasar en estos casos? Que el resultado es un desastre: redacciones diferentes, tipos de letra distintas, contenido repetido, una parte con imágenes y otra sin, una parte tiene un total de tres páginas y la otra cincuenta y seis, etc. Bien, pues esto es lo que suele hacer el cerebro cuando cada una de sus partes tiene una comprensión diferente de las cosas.

En una persona cuyas heridas emocionales siguen abiertas, ocurre esto:

- El cerebro racional dice: «Tu pareja no te va a poner los cuernos porque todos los días te demuestra que te quiere».
- El cerebro emocional dice: «Tu pareja te va a ser infiel porque ha levantado la ceja cuando le has preguntado si quería cenar ensalada, igual que hizo tu ex en aquella época en la que descubriste que estaba con otra persona. Se está empezando a cansar de ti. La historia se repite. Creo que lo mejor que podrías hacer es fisgarle todas las redes sociales para quedarte tranquilo».
- El cerebro reptiliano dice: «Vamos a morir».

En una persona cuyas heridas emocionales han sido sanadas, ocurre esto otro:

- El cerebro racional dice: «Tu pareja no te va a poner los cuernos porque todos los días te demuestra que te quiere».
- El cerebro emocional dice: «Qué a gustito estoy aquí».
- El cerebro reptiliano dice: «Está todo OK».

Pero ¿cómo llegamos a esto? Aunque hay técnicas muy complejas y especiales para estos casos, como el EMDR (*eye movement desensitization and reprocessing*), siempre es altamente recomendable emplearlas junto a otras herramientas más habituales, como, por ejemplo, el trabajo cognitivo-conductual centrado en el trauma, que son a las que me voy a referir a mayor escala en este libro, a modo de pequeñas píldoras de conocimiento.

El manejo de los celos desde la teoría de la herida emocional

Quiero que veas conmigo el caso de Lourdes, una chica de veintiocho años con problemas para manejar los celos en su relación actual y cuya herida emocional está relacionada con la humillación que le supuso vivir una infidelidad por parte de su expareja. Su historia me va a servir para desarrollar todos los pasos que considero imprescindibles a la hora de trabajar una herida emocional que presenta síntomas en la actualidad.

Lourdes acudió a mí hará cosa de dos años. Llevaba cuatro años con su pareja, Manuel, y los celos habían empezado a causar estragos tanto en la relación como en ella misma. Se había obsesionado con él, hasta el punto de hacerle interrogatorios acusadores, contar los condones, controlar la hora de conexión del WhatsApp, observar las veces que aparecía «en línea», chequearle el mail y las redes sociales o rumiar una y otra vez conversaciones que habían mantenido en el pasado.

Mi paciente sentía que se estaba volviendo loca. Se había dado cuenta de que dedicaba todo su tiempo a pensar y controlar a su pareja, quien ya le había dicho y demostrado en muchas ocasiones que la quería y que no tenía nada con nadie más. Ella había estado viviendo un vínculo de pareja sano, lo cual quiere decir que contaba con un factor importante para poder cerrar esa herida emocional: la experiencia positiva; el problema era que le faltaba la otra parte: el trabajo personal. Los celos llevaban un tiempo adueñándose de su vida, y si no actuábamos pronto, el vínculo entre ella y su pareja podía volverse tóxico y hacer aún más grande su herida emocional, algo que, en un hipotético caso futuro en el que Lourdes ya no estuviera con Manuel, le perjudicaría igualmente en sus relaciones.

Su trabajo personal duró más de un año, tiempo que dedicamos a los siguientes pasos:

1. Comprender la propia historia

Para mí es indispensable realizar una línea de vida o eje cronológico con los sucesos personales, ya que devuelve a nuestra mente consciente situaciones que creíamos olvidadas. Se puede hacer con la ayuda de fotografías. Personalmente, es una herramienta que he usado muchas veces. Cuando quiero encontrarle el sentido a algo de lo que me pasa hoy, voy a casa de mis padres y repaso todas las fotos; no importa las veces que ya las haya visto antes. Eso me devuelve recuerdos y pensamientos que me ayudan a seguir tirando del hilo. Y es curioso porque, aunque siempre me voy con la sensación de haberlo descubierto todo, cada vez que hago el ejercicio, aparece un nuevo recuerdo. Observar mi pasado y determinar de qué manera me afectó y condicionó es algo que me resulta muy útil.

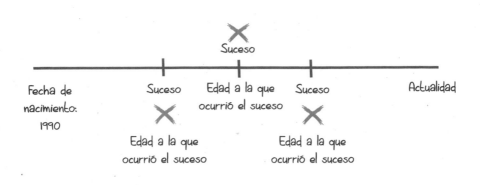

(Los sucesos pueden ser positivos o negativos).

Antes de conocer a su actual pareja, Lourdes tuvo una relación tóxica en la que su ex le ponía los cuernos una y otra vez, generando así una herida emocional en ella. En esas situaciones del pasado, mi paciente aprendió que controlar a su pareja evitaba un malestar peor: sentirse humillada por una infidelidad. Lourdes hizo lo mismo que estaba haciendo en este momento de su vida: controlar, chequear y *stalkear*. Había aprendido a ser una persona rumiante, daba vueltas a las cosas una y otra vez, todo el tiempo. Eso la preparó para atar cabos y encontrar cualquier hueco en la historia, lo que a su vez la ayudó a descubrir una infidelidad tras otra. Estas herramientas le fueron útiles en esa etapa concreta de su vida, y ahora Lourdes las estaba volviendo a utilizar sin más motivo que la propia sospecha, suficiente para activar su herida emocional.

2. Comprender la historia de quienes nos rodean

Al igual que con nuestro pasado, es especialmente importante conocer el de aquellos con quienes mantenemos vínculos estrechos. Puede servir que la persona te cuente su historia. En mi caso, ver fotos de mis padres o de mi pareja estando con ellos ha dado lugar a momentos mágicos en los que cuentan sus historias mientras yo les escucho atentamente y nos tomamos un té, un café o un chocolate caliente. Eso me ha permitido ver con ojos compasivos las cosas que hacen hoy, incluso aunque esas cosas me influyan a mí también.

Comprender la historia de Lourdes fue clave para Manuel a la hora de acompañarla en la gestión de sus celos. Había ocasiones en las que ella se enfadaba a partir de sus propios pensamientos y luego lo pagaba con él, que, claro, respondía a la defensiva. A ella le ayudó muchísimo entender cómo se podía sentir su pareja cada vez que se dirigía a él de manera agresiva.

3. Comprender cómo funciona nuestra mente

Si, ante una herida emocional, conocemos los mecanismos que se activan, de qué manera, cuándo y por qué, entenderemos muchos de los síntomas con los que convivimos. Pasar de un «no sé qué me pasa» a un «ahora lo entiendo» quizá no solucione todo el problema, pero alivia mucho y hace que te sientas menos bicho raro. Es un comienzo, y mi esperanza es que este libro te esté ayudando a analizar así las situaciones del día a día.

A Lourdes le sirvió mucho entender que **los celos son simplemente una emoción**, que no son ni buenos ni malos, que nacen de una mezcla de miedo e ira (emociones que tienen que ver con la activación del sistema de apego) y que juegan con nuestra mente. Y esto le permitió hacer un poco las paces con su dolor. No se sintió loca, sino que entendió que permanecía tremendamente en alerta.

Cuando se encendía la sospecha, **observaba qué estímulo la había activado**. Normalmente, era cualquier cosa relacionada con las salidas nocturnas de Manuel con sus amigos, mensajes entrantes, personas a las que seguía o dejaba de seguir en las redes sociales, horas de llegada a casa y discusiones pasadas entre ellos y sin resolver que poca cosa tenían que ver con terceras personas, sino más bien con problemas de convivencia.

Si bien Manuel no era un santo y no lo hacía todo perfectamente, tampoco hacía nada fuera de lo normal. Pero, claro, aquellas cosas que a Lourdes le molestaban, en lugar de comentarlas con su pareja, ella las llevaba al extremo debido al dolor que le generaba su herida emocional. Por eso, cada discusión terminaba siendo una odisea en la que Manuel se sentía atacado, y Lourdes, ofendida e incomprendida.

Para entender cómo funciona la mente en estas situaciones, mi paciente seguía estos pasos:

Analizaba de qué manera respondía su cuerpo (pensamiento, conducta, emoción y síntomas físicos).

Se acordaba de la **metáfora del triángulo** y del **sesgo confirmatorio**, que ya leíste en *Me quiero, te quiero* (la tendencia a favorecer, buscar, interpretar y recordar la información que confirma las propias creencias previas, obviando otras alternativas).

Entonces recordaba lo mucho que **al cerebro le gusta revivir el pasado** y reaccionar a él como si estuviera pasando en este mismo instante (ahora ya sabes por qué sucede esto).

Caía en la cuenta de los estragos que le causaba el fenómeno del **catastrofismo** (concepto que te explico más adelante).

Y al final veía la facilidad con que reforzamos conductas y pensamientos que hacen que el **ciclo del chequeo** vaya a más, volviéndonos adictos a él.

4. Identificar las herramientas que ya no nos sirven, pero que seguimos empleando

Esto se suele hacer con la ayuda de un terapeuta que relacione los síntomas que presentas con tu propia historia. En el caso de Lourdes, ella había desarrollado un apego ansioso tras su pasada relación tóxica y había aprendido a estar hipervigilante por el miedo a ser abandonada, rechazada y humillada de nuevo. Las mismas herramientas que usó entonces las siguió usando en su relación con Manuel para que ese hipotético abandono no sucediera. El problema era que ahora las estaba empleando para una situación que no era para nada amenazante, por lo que le generaban más dolor y sufrimiento. Era como si estuviera intentando matar el hambre con las ganas de comer.

Todo empieza con una preocupación debida a algo que has visto u oído (mensajes entrantes, horas de llegada a casa, redes sociales, etc.)

Aumenta la ansiedad y el malestar

Tu cerebro busca algo rápido que elimine la ansiedad y te haga sentir bien

Tu cerebro elige stalkear como modo de encontrar respuestas y calmarse

Pasa el tiempo

(Esta fase se irá acortando cada vez más)

Tu cerebro entiende que stalkear es una buena solución para acabar con el malestar

La ansiedad y el malestar desaparecen

El stalkeo te aporta control sobre la situación

Aunque al principio la fórmula funciona y genera calma, con el tiempo, el ciclo se refuerza, el malestar aumenta y la herramienta aprendida (stalkeo) sabe a poco (es como una adicción). La persona necesita otra herramienta, casi siempre relacionada con el control, para poder generar bienestar de manera rápida. Las personas que ejecutan el ciclo del chequeo suman otro malestar: consideran que, moralmente, no lo están haciendo bien (no está bien no confiar en la pareja y cotillear sus cosas sin que se entere).

5. Analizar costes y beneficios de esos patrones de conducta

La idea es determinar exactamente en qué herramientas tienes que hacer hincapié.

Así, Lourdes se dio cuenta de que debía abandonar las conductas de chequeo de una vez por todas. Le resultó muy difícil porque es algo a lo que, como ya sabes, terminamos desarrollando adicción, pero lo consiguió. Cada vez que le entraban ganas de controlar algo, recurría a la técnica del **tiempo muerto**, es decir, se evadía completamente de esa situación y se ponía a hacer cualquier otra cosa incompatible con el chequeo. Por ejemplo, se iba al gimnasio, se ponía a cocinar, se iba a casa de su madre, etc. Para ponérselo a sí misma algo más fácil, apagaba el móvil y lo dejaba en otra habitación.

6. Aprender a vivir en el presente

Nuestra mente tiende a proyectarnos al pasado o al futuro.

Cuando nos transporta al pasado, tendemos a rumiar cosas que podrían haber sido y no fueron, cosas relacionadas con la responsabilidad, la culpa, el fracaso… Repetimos estas situaciones en nuestra cabeza una y otra vez, y nos mantienen en un tiempo que ya no volverá, impidiéndonos vivir y disfrutar del presente.

Cuando la mente nos transporta al futuro, en cambio, imaginamos situaciones posibles que nos generan miedo, pero que probablemente nunca sucedan.

El momento presente es el único que podemos controlar de verdad. Para volver a él cuando su cabeza decidía viajar, Lourdes puso en marcha el siguiente punto.

7. Practicar la relajación física

Parece una tontería, pero, ojo, porque puede marcar la diferencia.

La respiración consciente ayudó muchísimo a Lourdes en su trabajo personal. Le permitía conectar con el presente y regular su estado de hipervigilancia. Al respirar rítmicamente, su sistema nervioso se relajaba, y sus emociones y sus pensamientos perdían intensidad.

Lourdes siguió las instrucciones de varias **técnicas de respiración**, que te detallo en el recuadro de la página 182 para que tú también puedas ponerlas en práctica cuando lo necesites.

8. Sustituir los pensamientos distorsionados y las creencias irracionales por pensamientos racionales

Lourdes tuvo que reestructurar muchas de sus creencias sobre el amor y las relaciones de pareja (recuerda que esta información la tienes en *Me quiero, te quiero*). Pero, más allá de eso, tuvo que aprender a reconocer qué pensamientos tenían una base irracional y no se podían argumentar de una manera lógica, para poder cambiarlos por pensamientos racionales.

- Tendía mucho a **compararse** con otras chicas.

«Su compañera de trabajo tiene más pecho que yo, seguro que le gusta más».

Pensamiento racional: Tu pareja está contigo porque te quiere y te valora por algo más que tu físico. Recuerda todas las cosas que siempre te dice que le gustan de ti, y si nunca te las ha dicho, pregúntaselas. Tener los pechos grandes puede ser atractivo, pero no define a una persona, ni mucho menos determina los sentimientos de alguien hacia ella.

- Hacía muchas **inferencias arbitrarias**, es decir, saltaba a conclusiones negativas sin tener ninguna evidencia empírica que pudiera avalar sus pensamientos. Vamos, que se montaba la peli de su vida.

«Está hablando mucho con esa amiga, seguro que tiene algo más con ella».

Pensamiento racional: Las personas pueden tener amigos y amigas mientras están en una relación de pareja, no son vínculos exclusivos entre sí. Además, hablar con alguien no implica querer tener una relación sexual o de pareja con esa persona.

«Nunca sube fotos conmigo a las redes sociales; eso es porque no me quiere».

Pensamiento racional: Las redes sociales no son la vida real, y el amor se demuestra de muchas otras formas más importantes y relevantes que publicando una foto en un perfil de internet. Que no te exhiba en sus redes sociales no es motivo suficiente para pensar que tu pareja no te quiere.

- **Descalificaba** las cosas buenas que tenía.

«Me considero una persona inteligente, pero eso no vale para nada, porque luego mi novio habla con otras chicas, y seguro que es porque son más interesantes que yo».

Pensamiento racional: Eres inteligente y tienes que valorar todas las veces que has demostrado serlo, porque eso es algo bueno que vas a tener **siempre**. Que tu pareja hable con otras mujeres no significa que quiera tenerlas a ellas de pareja. Si está contigo, es porque quiere estarlo. Si no quisiera tenerte como pareja, no estaría contigo.

- **«Adivinaba»** las intenciones de su chico.

«Me dice que salgamos al cine y a cenar, pero seguro que es porque me enfadé con él esta mañana y lo hace para agradarme, no porque realmente le apetezca».

Pensamiento racional: Aunque lo haga para agradarte, debería ser algo que valoraras de manera positiva, dado que es una forma de mostrar interés en ti y en la relación. Si quieres sacar pegas a todo, puedes hacerlo, es fácil, solo tienes que atribuirle malas intenciones a cada gesto. Pero ¿por qué tendría malas intenciones contigo alguien que te quiere y te lo está demostrando? Yo creo que puedes simplemente disfrutar y ya está.

- **Sobregeneralizaba** situaciones relacionadas con su propio estado emocional.

«Hoy he recaído en las conductas de chequeo. Siempre estaré así, nunca conseguiré mejorar».

Pensamiento racional: Que hoy hayas recaído no significa que siempre vayas a estar mal. Todos podemos tener un mal día, recaer o cometer algún fallo. No pasa nada, es humano. Cuando ocurre, toca levantarse y seguir. Al final lo conseguirás, no puedes rendirte tan fácilmente. Necesitas constancia y dedicación.

9. Aprender a manejar y regular las emociones

Para esto no es importante tener un conocimiento amplio del mundo de las emociones en general, pero sí un conocimiento amplio de tus emociones.

Para ello, Lourdes y yo trabajamos en dar respuesta a las siguientes preguntas:

- **¿Cuándo aparecen esas emociones que te resultan desagradables?**

Respuesta de Lourdes: «Cuando siento que mi pareja me puede estar ocultando algo».

- **¿Qué notas?**

Respuesta de Lourdes: «Malestar».

- **¿Qué nombre les pondrías? Si no lo tienes muy claro, ¿podrías decir con qué emociones suele estar relacionado eso que notas?**

Respuesta de Lourdes: «Celos, ira, miedo».

- **¿Dónde las notas?**

Respuesta de Lourdes: «En el pecho».

Sentir estas emociones en el pecho nos indica que Lourdes tiene sobreactivado el sistema simpático y que está generando estrés (el dolor de pecho es un síntoma típico de la ansiedad). Recuerda que el cuerpo genera estrés porque la cabeza interpreta que hay un peligro del que tenemos que escapar o contra el que tenemos que luchar. Esta reacción tiene mucho sentido si tenemos en cuenta que las emociones de Lourdes están relacionadas con el miedo. Además, se sabe que, por inercia, el miedo activa unas zonas cerebrales capaces de activar a su vez la zona cerebral de la ira, como un péndulo de escritorio.

- **¿Es la zona del cuerpo en la que sientes malestar habitualmente?**

Respuesta de Lourdes: «Sí».

- **¿Sabes para qué sirven esas emociones y qué es lo que están haciendo en el momento en que aparecen?**

Respuesta de Lourdes: «El miedo sirve para alertarme de un peligro que creo que está sucediendo, en este caso que mi pareja me abandone, y la ira está ahí para defenderme de ese peligro».

- **¿Desde cuándo las notas?**

Respuesta de Lourdes: «Desde que pienso que mi pareja me engaña».

- **¿Cómo crees que te están afectando?**

Respuesta de Lourdes: «Me condicionan a enfrentarme a mi pareja. Al sentir celos, mi cerebro relaciona lo que ocurre en ese momento con lo que viví en el pasado (mi herida emocional), y como fue algo muy doloroso para mí, ahora pretende defenderme de ese peligro mediante las emociones. Mi cerebro considera a mi pareja mi fuente de malestar, ergo mi enemigo, por eso tengo con él una conducta agresiva».

- **¿Puedes encontrar alguna manera de solucionar la situación sin dejarte llevar por las emociones?**

Respuesta de Lourdes: «Cuando identifique estas emociones, tengo que calmarlas antes de actuar».

- **¿Cómo puedes regular su intensidad?**

Respuesta de Lourdes: «Puedo llorar y descargar lo que siento, salir y dar una vuelta, escribir lo que pienso y siento para verlo con otra perspectiva, practicar la respiración 4-4-8 [vas a descubrir qué es en un par de páginas], comentar con mi pareja lo que me pasa... Todo eso me ayudará mejor que enfrentarme a él de manera impulsiva o repetir conductas de chequeo».

Evidentemente, Lourdes dio estas respuestas tras haber estado trabajando en varias sesiones psicoeducativas de las emociones.

10. Modificar las conductas que generan más costes que beneficios

En este punto, tratamos de aprender nuevas pautas de conducta ante las situaciones en las que más vulnerables nos sentimos.

Lourdes aprendió a:

- Calmarse antes de iniciar una discusión con su pareja.
- Expresar sus emociones sin miedo a sentir que estaba haciendo nada mal y sin miedo a sentirse juzgada por su pareja o por ella misma.
- No percibirse como una persona tóxica, dado que entendió que el problema no era ella, sino lo que había aprendido en el pasado.
- Exponer sus preocupaciones de manera asertiva, sin atacar a su pareja.

11. Potenciar la autoestima

Con todos estos puntos que trabajamos previamente, Lourdes ganó muchísima confianza en sí misma, pero aún le quedaba lo más importante: tratarse con compasión, algo que veremos en el último capítulo, el más mágico del libro. No hagas trampas y sigue leyendo en orden, verás que así todo tiene mucho más sentido.

Ahora mismo, Lourdes se encuentra mucho mejor y nos vemos de vez en cuando en consultas de seguimiento, en las que hablamos sobre las situaciones que se dan en la relación y repasamos algunos aspectos importantes. Hasta el momento, sigue felizmente emparejada con Manuel, quien fue de gran ayuda durante todo el proceso de trabajo personal de Lourdes, ya que hizo lo posible por entenderla y aportarle la tranquilidad y confianza que necesitaba, sin actuar a la defensiva ni invalidar su estado emocional.

RESPIRACIÓN CONSCIENTE

Esto es algo que nos devuelve mucho al presente.

Ya sabemos que la respiración es una técnica que sirve para relajarnos físicamente, pero también sirve para relajar nuestra mente. Cuando respiramos de forma consciente, podemos parar aquellos pensamientos que nos atormentan, evadirnos de ellos y pensar: «¿Qué está pasando en este momento? No en mi cabeza, sino en este momento».

Cuando somos conscientes de nuestra respiración, de nuestro cuerpo y de las cosas que nos rodean, nos anclamos al presente. Como cuando llegamos a casa tras una noche de fiesta y desenfreno, nos acostamos en la cama y todo nos da vueltas, pero luego ponemos un pie en el suelo y parece que nos estabilizamos un poco.

«Estoy en mi cuarto. No está pasando absolutamente nada malo. No estoy en peligro, con lo cual delante de mí no hay nada a lo que enfrentarme. Todo está en mi cabeza». En el siguiente apartado te explico un poco más sobre cómo trabajar esos pensamientos que te atormentan, pero ahora, veamos cómo practicar la respiración consciente.

La técnica del 4-4-8

Aquí tienes los pasos para llevar a cabo esta sencilla técnica:

PASO 1: Coge aire por la nariz lentamente hasta llenar los pulmones. Puedes contar **4 segundos**.

o Durante el proceso no eleves el pecho, expande el abdomen hacia fuera.

PASO 2: Aguanta el aire durante **4 segundos**.

o Mantén el abdomen hinchado.

PASO 3: Expulsa lentamente el aire por la boca. Puedes contar **8 segundos** mientras lo haces.

o Durante el proceso, deshincha el abdomen.

Truco para perfeccionar la técnica:

Realízala tumbado.

Coloca las manos encima del abdomen, para notar cómo sube y baja.

Una variante interesante de esta técnica es la de colocar una **vela** encendida delante de ti, a una distancia equivalente al largo de tu brazo. El ejercicio consiste en evitar que la llama se apague. Esto te permite controlar mejor la entrada y salida del aire.

La palabra mágica

También puedes asociar el estado de relajación a una palabra.

Elige una «palabra mágica» que te ayude a disminuir la ansiedad (yo suelo usar la palabra inglesa *relax*).

A continuación, sigue los siguientes pasos:

1. Siéntate y trata de relajarte.
2. Inspira profundamente, mantén el aire en los pulmones y expúlsalo poco a poco.
3. Mientras espiras, imagina con detalle cómo tu cuerpo y tus músculos van relajándose por completo.
4. Vuelve a inspirar profundamente y, en la siguiente espiración, di muy despacio para tus adentros la palabra *relax*.
5. Cuando llegues a la equis, debes haber recorrido todo tu cuerpo mentalmente, relajándolo.
6. Repite el ejercicio cada vez que tengas ocasión, verás que, poco a poco, tu «palabra mágica» se hace más efectiva.

PARA QUÉ SIRVEN LAS EMOCIONES

Para que, como Lourdes, puedas entrenarte en el manejo de tus emociones, te voy a dejar por aquí un conocimiento imprescindible: el objetivo de cada una de las emociones básicas. En mi libro *Ama tu sexo*, tienes una rueda donde todas y cada una de las emociones secundarias —como los celos, la frustración, la humillación, la culpa, etc.— aparecen relacionadas con sus emociones primarias o básicas. Si determinas sentir, por ejemplo, culpa, con la rueda te darás cuenta de que la culpa está relacionada con la vergüenza y a la vez con la emoción primaria del miedo. Si conoces para qué sirve la relación entre ambas, siempre podrás determinar con bastante más exactitud qué hace esa culpa en tu cuerpo en ese momento.

- **Miedo:** Te avisa de un peligro. Te permite huir.
- **Ira:** Te activa ante un peligro. Te ayuda a luchar contra él. Te ayuda a poner límites.
- **Tristeza:** Te permite realizar introspección. Te ayuda en momentos de duelo a volver a ubicarte y buscar tu lugar en el mundo.
- **Asco:** Te permite apartarte de aquellas cosas que te generan rechazo físico o emocional.
- **Sorpresa:** Puede ser positiva o negativa, según los sucesos. Te permite prepararte para acontecimientos inesperados.
- **Felicidad:** Refuerza aquellas cosas que te hacen sentir bien para que las vuelvas a repetir.

EL CATASTROFISMO

Una de las cosas que me decía Lourdes era: «No quiero llegar a casa antes de tiempo por si está con otra».

Ella daba por hecho que su pareja estaba con otra persona y que cualquier día los iba a pillar. Era como si supiera que Manuel la engañaba y su misión fuera descubrirlos, pero al mismo tiempo no quisiera, por el sufrimiento que eso podría ocasionarle. Con esa frase, mi paciente dejó claro que su mente tenía activada una herramienta más común de lo que crees: el catastrofismo.

Los pensamientos catastróficos aparecen como **mecanismo de defensa**: anticipan lo que está por venir de manera magnificada y apocalíptica. O sea, que el cerebro tiende a imaginarse la peor situación posible. Así, intentamos buscar explicaciones a algo que nos sucede, prevenir situaciones y visualizar posibles (y catastróficos) futuros.

Muy seguramente, no pasará ni la mitad de lo que imaginas, pero como está en tu mente, lo vives y sientes como si fuese algo real.

Con esto, el cuerpo tiende a responder con los típicos **síntomas de ansiedad**.

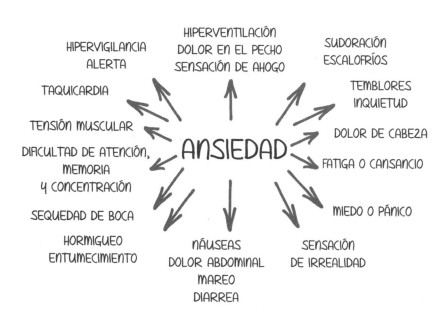

**HIPERVENTILACIÓN
DOLOR EN EL PECHO
SENSACIÓN DE AHOGO**

**HIPERVIGILANCIA
ALERTA**

**SUDORACIÓN
ESCALOFRÍOS**

TAQUICARDIA

**TEMBLORES
INQUIETUD**

TENSIÓN MUSCULAR

**DIFICULTAD DE ATENCIÓN,
MEMORIA
Y CONCENTRACIÓN**

ANSIEDAD

DOLOR DE CABEZA

FATIGA O CANSANCIO

SEQUEDAD DE BOCA

MIEDO O PÁNICO

**HORMIGUEO
ENTUMECIMIENTO**

**NÁUSEAS
DOLOR ABDOMINAL
MAREO
DIARREA**

**SENSACIÓN
DE IRREALIDAD**

Y esto pasa porque **el cerebro quiere prepararnos para lo peor y estar listo para cuando todo eso que imaginamos** llegue (aunque, objetivamente, puede que no llegue jamás ni de la forma en que pensamos). Por ello esta estrategia no nos sirve para mucho más que para desarrollar ansiedad por cosas que quizá no lleguen a suceder realmente.

A tu cerebro no le gusta que sufras y tengas ansiedad, pero, desde que te planteas lo peor hasta que sabes lo que pasa de verdad, prefiere estar preparado y en alerta ante lo que cree que está por venir; así, nuestra mente aprovecha la ansiedad como herramienta de activación para el análisis de situaciones peligrosas y la búsqueda de soluciones.

Mi cerebro hace esto muchas veces. Yo ya le he dado el título de **«licenciado en Catastrofología y Ciencias de la Desgracia»**. Matrícula de honor tengo.

Este patrón de pensamiento es muy típico en personas que sufren ansiedad y fobias, y no se da necesariamente por miedo a infidelidades, sino también por otros miedos, como el temor a la muerte, a quedarse encerrado en algún sitio, a que pase algo en un lugar público con mucha gente y no se pueda recibir ayuda médica fácilmente, a tener un accidente de coche, a suspender exámenes, a un despido laboral, a tener una enfermedad terminal...

Nos pasamos la mitad de la vida sufriendo por cosas que probablemente no van a pasar.

«No quiero llegar a casa antes de tiempo por si está con otra» es un pensamiento catastrófico porque, en su mente, Lourdes está viviendo la peor situación posible que pueda imaginar: que su pareja le sea infiel en su propia casa, un territorio que ella considera un refugio. Y fíjate que, para más inri, reacciona retrasando su regreso a casa, por lo que el pensamiento no queda solo en algo etéreo de la mente, sino que, además, condiciona su comportamiento.

Para trabajar estos pensamientos catastróficos, primero los identificábamos y luego intentábamos buscar unos alternativos y menos catastróficos, más racionales, tal y como hicimos en el paso ocho con todos los pensamientos que fuimos analizando.

Algunas de las preguntas que le ayudaron a trabajar su catastrofismo fueron las siguientes:

- ¿Qué evidencias tengo de que vaya a pasar esto que temo?

  Respuesta de Lourdes: «Ninguna».

- ¿Qué evidencias tengo de que lo que quiero no sea real?

  Respuesta de Lourdes: «Mi pareja me quiere y me lo demuestra todos los días».

- Si pasara esto que temo, ¿qué haría?

  Respuesta de Lourdes: «Dejaría a mi pareja, aunque lo pasara mal, pero intentaría rehacer mi vida y ya está».

La paradoja del miedo

Siempre que aparecían estos pensamientos catastróficos, respondía a estas preguntas y se daba cuenta de que no tenía ninguna evidencia sólida que apoyara su miedo. Otra cosa que la ayudó muchísimo fue una frase que yo siempre digo en tono de humor (bastante negro, la verdad): **«Si me tengo que**

morir, pues me muero y ya está». Y nos la tomábamos en sentido figurado, claro está.

A ninguna persona le da igual morirse, pero es algo que, si tiene que pasar, pasará, y nadie podrá evitarlo. Evidentemente, no vas a ir por ahí jugando con la muerte —«Uy, mira, me ato a las vías del tren»—, pero lo que quiero decir es que da igual todo el cuidado que tengas; por mucho que quieras evitar la muerte a toda costa, cuando te llegue el momento, te llegará. No puedes estar todo el tiempo evitando peligros solo porque la vida está llena de peligros. Al final, vivir supone asumir riesgos. ¡Hay que vivir! Sin hacer locuras, pero hay que vivir, y hemos de hacerlo sin pensar en todas las cosas malas que nos pueden ocurrir a cada paso que damos, porque si a nuestra mente la secuestra el miedo, entonces sí que no estaremos viviendo. ¡Incluso quedarse en casa tiene unos riesgos! Por eso, si me tengo que morir, pues me muero.

Además, fíjate, esto es muy paradójico: coger el coche pensando «Ojalá no tenga un accidente; no quiero morirme» normalmente nos hace estar en alerta y, por ende, ser más torpes al volante. El miedo condiciona. Sin embargo, pensar «Bueno, si me tengo que morir, pues me muero» te da como más libertad, porque de alguna manera te libera del miedo. Como digo, evidentemente este pensamiento no te va a condicionar en hacer todo lo contrario, que sería ir loquísimo por la carretera, pero sirve para liberar la carga mental del sufrimiento. Tu responsabilidad en este caso es procurar seguir las normas de circulación y ser un buen ciudadano; mientras hagas eso, no tiene por qué ocurrir nada.

A Lourdes le hizo mucha gracia esta frase y la aplicó a su miedo, así que, cada vez que notaba que la ansiedad se apoderaba de ella, decía: «Si me tengo que morir, pues me muero. O sea, si mi pareja me pone los cuernos, pues que me los ponga. Si tiene que pasar, pasará, yo no lo puedo evitar. Mi única responsabilidad es cuidar mi relación. Por mucho que yo controle lo que mi pareja hace o deja de hacer, esta conducta no me va a librar de una infidelidad. Y si ocurre, lo dejaré y punto».

Y, en serio, esto es aplicable a prácticamente cualquier miedo.

Pensamientos intrusivos

Los **pensamientos intrusivos** son ideas o imágenes desagradables, no deseadas e involuntarias que aparecen en la mente de manera espontánea y no tienen relación con otros pensamientos y actividades. Algunas veces incluso son contrarias a los propios principios.

Las personas que los sufren, que son muchas, suelen sentir mucho miedo y angustia, y relatan que dichos pensamientos son atemorizantes, obsesivos o inquietantes y que no pueden hacer nada por evitarlos o controlarlos.

A menudo, estas personas tienen la sensación de «estar volviéndose locas», dado el nivel de activación fisiológica, conductual, emocional y cognitiva que les provoca el pensamiento intrusivo. Pero nada más lejos de la realidad. Precisamente, ser consciente de ese estado es un indicador de buen pronóstico.

Algunos pensamientos intrusivos están relacionados con agresiones a un ser querido, conductas sexuales o delitos. Son cosas que sabes perfectamente que no harías jamás, pero cuya idea aparece de manera espontánea, y el solo hecho de pensarlo provoca mucho malestar.

Otro caso de celos, en esta ocasión retrospectivos, es el de Jesús, un chico de cuarenta y dos años casado con Sonia, de cuarenta. Él llevaba diecisiete años (prácticamente desde el principio de la relación) sintiendo celos retrospectivos de un ex de su pareja porque un día ella le dijo que le recordaba un poco a él. Desde entonces la cabeza de Jesús no paró de darle vueltas. Investigó al ex, vio fotos de él y comenzó a sentir que esa persona era más guapa, más lista y más interesante que él.

Mi paciente me comentaba que, aunque la relación de pareja actual que tenían era muy buena y que Sonia era un amor, él se sentía bastante inseguro cuando estos pensamientos aparecían.

—Cuando siento esos celos sin motivo, me muestro distante —me contaba—. Ante eso, Sonia se da cuenta y me vuelve a decir lo mismo que me dice siempre para tranquilizarme, pero en ese momento no me sirve.

Fíjate, aunque Sonia estaba haciendo genial el acompañamiento, Jesús no se sentía tranquilo. Eso se debía a que nunca había hecho trabajo personal, que era la pieza de puzle que le faltaba.

—Cuando me pongo a pensar, me vienen imágenes horribles a la cabeza que desearía no tener.

—¿Cómo cuáles? —pregunté.

—Me los imagino a ellos en la cama.

—Y cuando te vienen esos pensamientos, ¿lo hacen sin más o hay algún estímulo que los dispare?

—¡Vienen solos! ¡Sin más! —Se desmoronó. Llevaba años luchando contra esos pensamientos y ya no sabía qué hacer para que su cabeza no se los mostrara más. Se recompuso como pudo y siguió—: Aunque he de confesar que no siempre fueron espontáneos. Todo empezó con comparaciones y tardes enteras retroalimentando conscientemente toda esta movida.

Bueno, ahí teníamos la clave. Este parecía ser un caso complicado, teniendo en cuenta que la rumiación era algo que llevaba ocurriendo desde hacía mucho tiempo, por lo que probablemente coger la rayada en un principio y darle vueltas y vueltas fuera un hábito que se había generado con el paso de los años, dando lugar a un mecanismo más que automatizado: **pensamientos intrusos**.

Jesús y yo estuvimos trabajando muchas de las técnicas que ya has visto, pero, en lo que respecta a los pensamientos intrusivos, hubo una herramienta que le sirvió muchísimo: ignorarlos.

Sin darse cuenta, cada vez que les prestaba atención los reforzaba. Preocuparse por los pensamientos intrusivos y, por ende, tratar de controlarlos o prevenirlos era peor, porque le estaba dando al fenómeno más importancia de la que tenía. Esos pensamientos carecían de contenido lógico, no le servían para nada en la vida real y, encima, cuanto más caso les hacía, peor se sentía y con más fuerza aparecían después.

Jesús debía dejar de prestarles atención, no sin antes trabajar la carga emocional con la que los había asociado: su herida emocional.

En su caso, esta tenía que ver con el control que aprendió a ejercer sobre sí mismo durante toda su vida. Siempre se sintió poca cosa, y aunque nunca antes había vivido una ruptura o infidelidad como Lourdes, se crio con unos padres muy exigentes. Querían que su hijo fuese alguien «de provecho», así que, con todo el amor del mundo y pensando que le estaban haciendo un favor, le apretaron las tuercas más de una vez. Efectivamente, Jesús fue un hombre de provecho, terminó trabajando como médico cirujano en un hospital de mucho prestigio, pero no sin pagar un precio: la obsesión por controlar su entorno. Recurrió a esta herramienta para poder ser meticuloso en sus estudios. Consideró que controlar todo era parte de su éxito profesional, así que, bueno, tampoco era tan malo. El problema era que estaba usando ese mismo mecanismo para generar tranquilidad mental, algo que nunca llegaba porque, como ya te imaginarás, esa herramienta ya no servía. Porque no es lo mismo manejar emociones que instrumentos quirúrgicos.

Su mente intentaba controlar en todo momento toda la información, y cuando las cosas no salían como él esperaba, se venía abajo. Si su mente no se callaba cuando él lo deseaba o su ansiedad le podía, sentía mucho malestar (esto en psicología se llama **«el malestar del malestar»**, es decir, ya no solo te encuentras mal por lo que te pasa, sino por no saber gestionar lo que te pasa).

—Jesús, estos pensamientos tienen el peso que tú quieras darles. —Me miró con cara de escepticismo y me reí—. Mira, sé que estás mal y es normal estarlo después de todo lo que me has contado que te pasa, pero has venido para sentirte bien y poder manejar estas situaciones, ¿no? Pues tienes que escucharme. En tu cabeza hay una cosa que es real en este momento y es: cualquier cosa que estés pensando.

—No te entiendo —logró decir.

—Sí. El cerebro no distingue entre realidad y ficción y, por ende, cree que todas las movidas que te montas en la cabeza son reales. ¿Alguna vez lo has pasado mal viendo una peli de miedo?

—Sí —respondió, atento, con una mirada que delataba estar esperando ver hacia dónde quería ir con esa conversación.

—Bueno, pues eso es porque tu mente cree que lo que está sucediendo en la pantalla es real. Pero no solamente eso. Te voy a explicar lo que hace tu cabeza en estas situaciones con una metáfora.

—Vale. —Se incorporó en su silla, apoyó los codos en la mesa y miró fijamente el folio en el que yo, de manera torpe, comencé a dibujar un coche.

—Imagina que tu mente es una autopista por la que pasan miles de coches al día. Estos coches son en realidad pensamientos. ¿Sabes cuántos pasan a lo largo del día por nuestra autopista?

—¿Veinte?

—Sesenta mil, pero solo nos fijamos en dos o tres. ¿Por qué? Verás, tenemos una especie de barrera, como en las autopistas de verdad, que filtra qué coches son más o menos importantes. Si tú fijas tu atención en un coche concreto, por ejemplo, el azul, el resto te darán igual. Imagina que tú estás en el peaje, atento a los coches que pasan, y cruza por primera vez el coche azul. Este es un color muy bonito y, como te gusta mucho, decides pararlo bajándole la barrera y empiezas a observar todos los detalles del coche. Das vueltas a su alrededor y piensas: «¡Oh! Asientos de cuero y carrocería blanca, ¡me encanta!», «¡Tiene seis marchas! ¡Qué pasada!». Cuando crees que has terminado de darle el repaso, subes la barrera, y dejas que se vaya. Siguen pasando un montón de coches de todos los colores: naranja, rojo, verde, blanco…, pero a esos no les bajas la barrera porque a ti te gusta el azul. Cuando ves un coche azul acercándose de nuevo al peaje, te preparas y bajas la barrera otra vez para detenerlo. Parecía que ya lo habías visto todo, pero al parecer aún te quedan algunos detalles más que analizar. Una vez que lo has vuelto a repasar de arriba abajo, subes la barrera y dejas que el coche continúe su camino. Este proceso se puede volver a repetir tantas veces como quieras. El coche solo es un coche, pero tú, cada vez que lo paras, le estás dando un sentido diferente, lo que hace que, cada vez que lo ves venir, sientas la necesidad de bajarle la barrera. Recuerda que el coche azul es el pensamiento al que le has dado un contenido emocional, pero tú decides si bajarle la barrera o no.

—Entonces ¿tengo que dejar de bajarle la barrera?

—Exacto. Cuantas más veces detengas ese pensamiento vacío y más vueltas le des, más carga emocional le aportarás y más veces se repetirá. ¿Crees que el cerebro se detendría a mirar un pensamiento que no es relevante para él?

—No.

—Pues ahí lo tienes.

Tras más de un año trabajando muy duro, y con la ayuda de medicación al inicio de la terapia, Jesús consiguió librarse de esos dichosos pensamientos, disfrutar más de su relación y poder sentirse en paz consigo mismo. Es cierto que, aun hoy, me confiesa que de vez en cuando aún otea a lo lejos el coche azul y que, aunque en alguna ocasión le ha bajado la barrera, la mayoría de veces deja que pase sin interaccionar con él. Como profesional, he de decir que me siento muy orgullosa de Jesús.

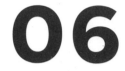

06

Construyendo relaciones sanas

LA HERIDA EMOCIONAL DEL OTRO

Vamos a ver ahora el caso de una pareja de chicas, Camila y Desiré, de veintiséis y veintiocho años, respectivamente, que vinieron a mi consulta.

En este caso se ve muy bien de qué manera unas herramientas te salvan en algún momento de tu vida, pero, con el tiempo y en otras circunstancias muy diferentes, terminan convirtiéndose en un problema en sí.

Ambas acudieron a mi consulta para tratar su relación de pareja. Por lo que pude analizar, manejaban muy mal sus discusiones; fuera cual fuera el tema que disparara sus enfados, ninguna de las dos lograba comprender a la otra: cada una se obcecaba en sus propias opiniones y ambas actuaban a la defensiva. Cuando las traté por separado, pude conocer sus respectivas historias previas a la relación. Camila había tenido una

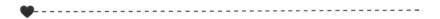

relación tóxica y dependiente años antes que había hecho que desarrollara un apego evasivo, y Desiré era una persona cargada con mucha inseguridad y miedos debido al apego ansioso que había desarrollado desde la infancia, a raíz de la ambivalente relación que mantenía con sus padres.

Antes de conocerse, Desiré había aprendido a desconfiar de todo el mundo, y Camila, a estar a la defensiva ante cualquier cosa que pudiera hacerle daño.

Un día presencié una de sus discusiones y llegué a una conclusión que, sin duda, marcó un antes y un después en la pareja: activar sus heridas emocionales cada vez que discutían era lo que las separaba más y más.

Desiré expuso en una sesión una inseguridad que Camila le generaba de manera inconsciente: cada vez que esta se enfadaba con ella, dejaba de hablarle durante unas horas, y eso hacía que Desiré sintiera miedo porque le hacía pensar que Camila se planteara dejar la relación. De este modo, la herida de Desiré se despertaba y su cerebro tiraba de imaginación; que su pareja se mantuviera en silencio tantas horas hacía que se le activara el sistema de alerta ante un posible abandono. Dada la inconsistencia emocional de los padres con los que había crecido, Desiré había aprendido que las personas que te quieren un día pueden estar y al día siguiente, no.

Tras el relato de Desiré, Camila se enfadó:

—Es que yo necesito ese tiempo para calmarme. ¡Lo hago con la mejor intención y encima se lo toma así!

Sin duda, Camila se sintió atacada. Durante los años de relación tóxica con su expareja, había aprendido a protegerse emocionalmente huyendo de las situaciones conflictivas; su ex la manipulaba y cargaba en ella todos los problemas que surgían en la relación. Que Desiré no entendiera que necesitaba ese espacio hacía que se sintiera responsable de algo que no podía controlar de otra manera y, por ende, que activara también su herida emocional y se pusiera a la defensiva mostrando hastío por la situación. Esto, a su vez, alimentaba aún más la idea de Desiré de que cabía la posibilidad de que la abandonara. Y así hasta el infinito.

Les trasladé mi conclusión:

—Chicas, ¿os dais cuenta de que os activáis mutuamente las heridas emocionales del pasado? —Ambas se callaron al instante y me miraron serias—. Cada vez que discutís, lo hacéis desde vuestro dolor, sin entender el dolor de quien tenéis enfrente.

Un silencio reflexivo reinó durante varios segundos.

—Conocéis el pasado de la otra, pero no comprendéis cómo os está influyendo en el presente ——continué—. Cada vez que discutís, miráis solo vuestro propio ombligo y olvidáis que tenéis delante a alguien que también ha sufrido, no sin consecuencias. Con vuestro comportamiento activáis vuestros miedos más profundos y reaccionáis ante el conflicto presente como si fuera el del pasado: las mismas emociones, los mismos mecanismos de defensa. Desiré, tu pareja no son tus padres. Camila, tu pareja no es tu ex.

Ambas siguieron calladas.

Al cabo de un rato Desiré asintió y susurró:

—¿Cómo puedo reaccionar de otra manera?
—No depende solo de ti. Camila tiene que poner de su parte.

Se inclinaron hacia mí, atentas, y comencé a hablarles de la importancia que tiene la empatía en una relación, sea del tipo que sea. **Sin la capacidad de comprender el dolor del otro, no podemos tener relaciones sanas.**

Camila tenía derecho a tomarse su tiempo de reflexión tras una discusión que no quería empeorar con su fuerte temperamento, pero, sabiendo que eso provocaba miedo en su pareja, era su responsabilidad comunicar lo que iba a hacer para que Desiré no pensará lo peor mientras ella se mantuviera apartada. Al comunicarlo, generaría la sensación de estabilidad en la relación que Desiré necesitaba y, con el tiempo, esta entendería que un enfado de Camila no tenía por qué significar el fin de la relación.

La solución era fácil y difícil a la vez, porque ambas habían aprendido a protegerse del sufrimiento emocional, cada una con unas herramientas diferentes (Desiré poniendo en marcha la hipervigilancia y adoptando conductas de alerta, y Camila poniéndose a la defensiva y teniendo explosiones de ira), pero seguramente funcionales en algún momento de su vida. El problema era que esas herramientas habían dejado de servir y solo retroalimentaban aún más el dolor.

Su principal tarea ahora consistía en no percibirse como enemigas.

LA IMPORTANCIA DE LA EMPATÍA

En casos en los que activamos las heridas emocionales de las personas que nos rodean, además de conocer su historia, es muy pero que muy importante practicar la empatía.

La empatía es la capacidad de ponerse en el lugar de la otra persona y entender lo que puede estar sintiendo en determinada situación. Esto no tiene nada que ver con adivinar o leer el pensamiento, sino que tiene más relación con intuir por lo que puede estar pasando una persona, ya sea bueno o malo.

La empatía se puede aplicar en cualquier relación, pero creo que tiene aún más lógica que planteemos la posibilidad de ponerla en marcha con personas a las que queremos. Por eso, te voy a dar las claves para que puedas empezar a trabajarla.

Verás qué diferente resultan tus discusiones, ya sean de pareja, con los amigos o con algún familiar.

1. **Escucha atentamente**, sin interrumpir ni juzgar.

2. Mientras escuchas, intenta imaginar **qué sentirías tú** en una situación similar a la que la persona te está describiendo.

3. **No te obceques en tu opinión**, procura comprender otros puntos de vista. Para ti es muy importante el tuyo, lo sé, pero para la persona que te está trasladando su visión de las cosas también es muy importante su percepción.

4. Recuerda que hay tantas **realidades** de un mismo hecho como personas.

5. **Expresa que entiendes** lo que la otra persona te está trasladando. Esto es imprescindible para la comunicación, pues no es lo mismo entender y no decirlo que entender y transmitir ese entendimiento. Parece un detalle sin importancia, pero recuerda que la otra persona no puede adivinar lo que estás pensando. Puedes demostrar tu comprensión así:

   - «Es normal que te hayas enfadado si lo viste de esta manera».
   - «Esto por lo que estás pasando parece muy estresante».

- «Tuvo que ser muy duro para ti».
- «Debes de sentirte muy triste».
- «Comprendo tu punto de vista».
- «Yo en tu lugar también estaría enfadado».
- «Es terrible, tienes razón».
- «Siento que tuvieras que pasar por esto».
- Dar un abrazo.
- Intercambiar miradas comprensivas.

La empatía nos permitirá reconocer y abrazar la vulnerabilidad de quien tenemos delante, y mostrarla al otro nos brindará la oportunidad de generar un clima de calma y serenidad, perfecto para avanzar en cualquier relación. Es la herramienta ideal para sentir que jugamos en un mismo equipo.

Sé que es difícil practicar el entendimiento cuando formamos parte del conflicto; es complicado salir de nuestro dolor para comprender el de otra persona, pero, créeme, es en estos casos cuando más tenemos que usar la empatía.

Cuando alguien nos entiende, el dolor que sentimos pierde intensidad y eso hace que podamos ver las cosas con mayor claridad.

LAS CLAVES
DE LA COMUNICACIÓN SANA

Una comunicación sana es una comunicación asertiva y eficaz.

Para practicarla, es necesario tener en cuenta tus propias emociones y opiniones, así como también las emociones y opiniones de la otra persona. El objetivo es generar un espacio que invite a la expresión y el entendimiento, uno en el que ninguna de las partes se sienta amenazada, para lograr estar a gusto en la relación. Para ello necesitamos negociar, expresar nuestros deseos, poner límites, sentirnos respaldados y apoyados, hablar con seguridad sobre temas que nos preocupan o simplemente sentir que quien tenemos al lado no es nuestro enemigo.

Para tener relaciones sanas necesitamos mantener conversaciones incómodas.

Discutir no es malo, como se ha pensado toda la vida. Ya no vale decir «Estamos bien porque no discutimos»; hemos comprendido, al fin, que generar espacios de diálogo es algo necesario para seguir creciendo. En todas las relaciones hay que hablar de sentimientos, de futuro, de pasado, de anhelos, de cosas que duelen y cosas que nos hacen felices. Las discusiones son oportunidades para expresar malestar, reconocer errores, pedir perdón y encontrar soluciones. Las discusiones que se generan dentro de un mismo equipo siempre salen bien para todas las partes; las que se generan entre equipos rivales nunca salen bien y solo alimentan el egoísmo de una de las partes, pero ¿para qué tener una relación entonces?

Como me decía Bea, una de las psicólogas de mi equipo: «¿Te imaginas a Benzema jugando contra Vinícius? Ambos son jugadores del Real Madrid, pero qué absurdo sería que intentaran enfrentarse el uno contra el otro en el mismo partido, porque así nunca lograrían meter un gol. Sin embargo, si ambos se perciben como parte de un equipo que persigue un mismo fin y juegan juntos, las probabilidades de ganar serán mayores».

Bien, pues en las relaciones interpersonales ocurre lo mismo. Se supone que el objetivo mutuo es estar juntos, ¿verdad? Además, entender las discusiones como un espacio de lucha y ganancias propias genera bastantes más problemas que beneficios.

PROCESO

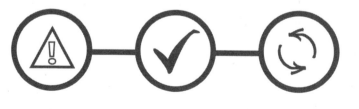

Se plantea   Se resuelve   Se plantea otra queja/
un problema   problema

Cuando entendemos los conflictos en términos de **ganar** o **perder**:

- Aprendemos que mantener una conversación seria es algo desagradable, dada la falta de empatía y asertividad que suele darse en este contexto.
- Preferimos no hablar de emociones o asuntos importantes para no tener que enfrentarnos a algo que no nos gusta.
- Los problemas se enquistan y, cuando estallan, pueden parecernos más grandes de lo que realmente son.

Si tras esto han aumentado tus ganas de aprender a discutir de manera sana, te dejo por aquí algunas pautas que considero imprescindibles:

1. **Busca un momento adecuado:** Mejor en persona, en un entorno tranquilo y sin prisas. Expresar enfado o hablar las cosas importantes por WhatsApp o plataformas similares nunca es buena opción.

2. **Respeta los turnos de palabra y escucha:** No dejar terminar de hablar a la otra persona es una forma de invalidar su discurso y su manera de ver las cosas. No cometas el error de formular un discurso propio sin dejar hablar al otro, porque dará la impresión de que no te interesa lo más mínimo su problema y eso ocasionará una postura defensiva por su parte.

3. **Céntrate en tus necesidades y házselas entender a la otra persona:** Recuerda que, para comunicar de manera asertiva, debes tener en cuenta el bienestar del otro a la hora de hacer la petición. La sensación de ser un equipo debe estar siempre presente.

4. **Sé específico en tus peticiones:** Céntrate en el problema. No te vayas por las ramas ni encadenes unos temas con otros. Si lo haces, la otra persona puede agobiarse y tener la sensación de que planteas muchos temas, lo que puede dar lugar a pensar que la situación es irresoluble e incluso a responder solo a parte de la conversación, ignorando la parte que para ti es importante (algo que puede ofenderte).

5. **Critica las conductas, no a la persona:** No utilices esta fórmula: «Eres un X y me haces sentir Y».

Esta forma de decir las cosas ataca directamente a la otra persona. Por una parte, le hace sentir que no tiene solución porque hacemos alusión a una forma de ser, algo bastante difícil de cambiar, así que nos arriesgamos a que nos responda: «Es que yo soy así». Por otra parte, le estamos trasladando la responsabilidad de nuestras emociones. ¿Qué puede hacer la otra persona con nuestras emociones? Nos arriesgamos a que nos diga: «Eso es cosa tuya». Cuando nos atacan, nos enfadamos, y cuando nos enfadamos, disminuye la probabilidad de empatizar con el otro, por lo que normalmente respondemos atacando también.

Mejor utiliza esta: «Cuando haces X, yo siento Y». Con esta fórmula, nos hacemos responsables de nuestras propias emociones y le hacemos entender a la otra persona qué parte de responsabilidad tiene sobre su conducta. Y la conducta siempre es más fácil de cambiar.

Atacar a la otra persona solo te alejará más del problema, de unas disculpas, de un cambio y de una posible solución.

6. **Practica la sinceridad, no el sincericidio:** No por decir lo que piensas tal cual lo piensas estás haciendo las cosas bien. Tu verdad no es absoluta.

7. **Acepta:** La otra persona tiene su propia mochila emocional, y eso marcará unas diferencias con respecto a ti y tu manera de ver las cosas.

8. **No atribuyas intencionalidad:** Cuando nos hacen daño, solemos atribuir a los demás intenciones negativas, pero lo cierto es que, muchas veces, las personas que han hecho algo que nos ha sentado mal no tenían la más mínima intención de hacernos daño.

9. **No dejes que tu enfado hable por ti:** Discutir no es gritar ni ironizar ni usar el sarcasmo. Todo esto puede causar una actitud defensiva en la otra persona, y lo que pretendía ser un espacio seguro se puede convertir en un espacio hostil.

10. **Piensa en el vínculo que os une:** Para discutir siendo un equipo, tenéis que recordar que lo sois. Al fin y al

cabo, tienes delante a una persona a quien quieres mucho. No la percibas como tu enemiga.

11. **No generalices:** Es muy fácil caer en las generalizaciones. Las expresiones como «Nunca haces nada bien» o «Siempre estás igual» son muy dañinas. Solemos decirlas cuando estamos enfadados, y justamente ese es el problema. Imagina que la otra persona está intentando con toda su buena intención llevar a cabo una de las peticiones que le hiciste días atrás; los cambios requieren tiempo, así que habrá momentos en los que en efecto pueda actuar en base a ese cambio y momentos en los que no. Si le dices: «¡Siempre estás igual!», estás echando por tierra todos los pequeños avances que haya podido hacer.

En consulta, es muy típico escuchar esto y yo siempre intento corregirlo, porque la reacción de la persona que recibe ese comentario siempre es algo como: «¡Pues no sé para qué me esfuerzo, entonces! ¡Yo paso!».

12. **Refuerza:** Esto siempre se nos olvida. Nos centramos en las críticas y no pensamos en lo que la otra persona hace bien. Una crítica o petición de cambio siempre tiene más eficacia cuando se intercala con un refuerzo.

Por ejemplo: «Mamá, me gusta mucho que te preocupes por nuestra boda y nos aconsejes, pero también nos gustaría considerar otras opciones para ver cuál de todas nos convence más. Te agradezco mucho que hayas hecho el esfuerzo».

Del «no le refuerzo porque es su deber ser así» también se sale, de verdad.

A todos nos gusta que nos reconozcan las cosas que hacemos bien. Y eso también es salud mental.

13. **Haz autocrítica y pide perdón:** El orgullo hay que dejarlo a un lado. Algunos ejemplos: «Disculpa, no sabía que lo que dije te podía sentar mal. No fue a propósito», o «Gracias, interpreté mal la situación. Perdóname a mí también».

14. Y, sobre todo, ¡no te olvides de la empatía!

La responsabilidad afectiva también es entender que, aunque puedo decir lo que opino o siento, debo tener en cuenta cómo se puede sentir la otra persona con mis palabras.

VALIDACIÓN EMOCIONAL

Antes de entrar en materia, tienes que saber lo siguiente: validar una emoción no significa estar de acuerdo con el pensamiento o la conducta que la acompaña. Recuerda que pensamiento, emoción y conducta son dimensiones diferentes en una persona y que, a veces, no hay sintonía entre ellas.

Todas las emociones están alimentadas por alguna causa, conocida o desconocida. Por eso es importante validarlas, porque nunca se sabe qué puede haber detrás.

Nunca sabes con qué heridas emocionales cargan las demás personas.

Aunque no podemos evitar las emociones, sí podemos regularlas. Pero piensa que, ante algo que no podemos evitar de primeras, solicitar de manera indirecta que la otra persona se zafe de ellas rápidamente con frases como «No deberías sentirte así» es injusto, puesto que no puede hacer nada al respecto en ese momento.

Además, si hubiera alguna posibilidad de disminuir la intensidad de la emoción o de hacer algún cambio de pensamiento inmediato, diciendo esa frase estaríamos reduciendo las posibilidades de que esa persona lo logre, puesto que solo generaríamos frustración.

Por eso, frases como estas, que veíamos en *Me quiero, te quiero*, no sirven:

- «Tampoco es para tanto».
- «¿En serio estás llorando por eso?»
- «Eres muy exagerado».

- «Menuda chorrada te preocupa».
- «Siempre igual, enfadándote por todo».
- «Eres muy quejica».
- «No hace falta que te pongas así».

La validación y la empatía nos permiten sanar vínculos.

Aquí tienes algunas **frases** que te ayudarán a validar las emociones de los demás:

- «Entiendo que puedas sentirte así, lo raro sería que lo que me acabas de contar no te afectara».
- «Tienes derecho a sentirte así».
- «Permítete comprender eso que sientes».
- «Lamento que te sientas así. ¿Hay algo que pueda hacer para ayudarte?».
- «Estoy aquí para lo que necesites».
- «¿Quieres un abrazo?».
- «Si necesitas llorar, llora, no pasa nada».
- «Sé que ahora no puedo hacer ni decir nada para que te sientas mejor, pero quiero que sepas que puedes contar conmigo para lo que necesites».
- «Está bien sentir lo que sientes».
- «No me imagino lo duro que tiene que ser estar pasando por esto».
- «Quizá no esté de acuerdo con tu punto de vista, pero siento haberte hecho daño».
- «Me alegro mucho de que te sientas feliz, pero quiero decirte que esto que a ti te ha llevado a estar feliz a mí me ha hecho daño por X».

- «Respeto que sientas eso, aunque no lo comparto, porque mi opinión es X y yo me siento Y».
- «Entiendo tu molestia y tu enfado. Creo que lo del otro día no lo gestionamos bien y quería disculparme por ello».
- «Comprendo que te sientas así y, aunque no esté de acuerdo con tu punto de vista, podemos hablarlo cuando los dos estemos más tranquilos».
- «Te escucho».
- «No sé si puedo entender cómo te sientes, porque es algo que nunca me ha pasado, pero quiero que sepas que estoy aquí para lo que necesites contarme».
- «Gracias por explicarme de dónde viene tu enfado, ahora lo puedo entender mejor. A mí también me gustaría contarte lo que me ha dolido de esta discusión».
- «Comprendo que, percibiendo la situación tal y como la describes, te hayas enfadado, pero quiero que sepas que yo no lo veo así».
- Asentir con la cabeza.
- Acariciar la mano de la otra persona.
- «Quizá no sienta lo mismo tú respecto al problema, pero también es verdad que no tenemos por qué sentir lo mismo».
- «Estoy aquí para escucharte».
- «Ese punto de vista que tienes es muy válido. ¿Me dejas ahora explicarte el mío?».
- «Dale espacio a tus emociones».
- «Para mí, esto que cuentas no es un problema, pero entiendo que para ti sí lo sea por lo que me acabas de contar. ¿Cómo crees que podemos resolverlo?».
- «Si yo estuviera en tu lugar, no sé cómo me sentiría, pero imagino que debe de ser difícil».
- «Somos dos personas distintas y es normal sentir y pensar cosas diferentes».
- «No era mi intención hacerte daño. Lo siento mucho. Yo percibí la situación de esta otra manera [y se explica)».

LA VENGANZA EN LA PAREJA NO FUNCIONA

Sé lo duro que es que te abran la herida emocional. Es el punto débil de cualquier persona. Ya podemos aparentar ser fuertes e inteligentes que, cuando nos la remueven, nos venimos abajo. **La herida emocional es nuestro talón de Aquiles.**

¿Qué pasa cuando a un animal lastimado le tocas la herida para poder curársela? Que te ataca. Es normal, porque su respuesta es defenderse del dolor que le causa esa manipulación, aunque tu intención sea curarlo. En las personas sucede lo mismo. Cuando alguien hace o dice algo que roza nuestra herida, reaccionamos a la defensiva. Esto es así en cualquier tipo de relación, pero es especialmente relevante en las relaciones de pareja.

He visto parejas que, tras removerse mutuamente las heridas emocionales, se han tirado los trastos a la cabeza. Parejas en las que, cuando uno hace algún comentario hiriente, el otro reacciona de manera vengativa, con indirectas o comentarios dolorosos. ¿No se supone que se quieren? ¿Por qué hacen eso? Esta reacción es típica en aquellos que cargan con inseguridades.

Estas personas:

- Permanecen en alerta todo el rato (como si estuvieran esperando que aparezca un peligro en cualquier momento).

- Analizan al detalle la conducta de su pareja.
- Tienden a interpretar las cosas de manera amenazante, por eso responden a la defensiva. Esto puede deberse a miedos aprendidos en el pasado o a miedos que se han generado dentro de la misma relación.
- Su reacción es hacer daño también a la otra persona, procurando así lograr justicia («Si haces algo que me duele, te ataco yo también para que veas lo que se siente»). Esta actitud es muy egoísta y no tiene ningún sentido, ya que, a la larga, genera un bucle que hace que el vínculo se vuelva tóxico.

¿Cómo puedes actuar de manera sana para no caer en un comportamiento vengativo?

Si eres tú quien se comporta así:

- A veces, no somos conscientes de que hay cosas que pueden herir al otro; por ello, lo mejor que podemos hacer es pedirle a que nos diga cómo le hace sentir nuestra manera de tratarle y de hablarle.

Ejemplo: «Puedo decir cosas que, sin ser mi intención, te duelan, porque desconozco cómo te pueden sentar. Por eso te pido que, si hay algo que yo pueda cambiar al respecto, me lo digas, porque me gustaría saberlo».

Si eres tú quien recibe ese comportamiento:

- No te enfades con la persona, enfádate con lo que ha dicho.
- Ya sé que hay veces en las que la gente se comporta así a propósito, a modo de venganza, como te acabo de contar. Pero dos no discuten si uno no quiere, así que te recomiendo que, si lo identificas, pares y le transmitas a la otra persona lo que acabas de percibir.

Ejemplo: «¿Qué ha pasado?», «¿Estás bien?», «¿He hecho algo mal?», «Te noto molesto. ¿Ha pasado algo para que estés así?».

- Di lo que te molesta. No tengas miedo. Pero dilo desde el cariño y de una manera amable. Recuerda que en este tipo de comportamientos habla la herida de la persona, no la persona en sí. Hablar de ello es una manera de poner límites.

Ejemplo: «Me ha dolido mucho que me hagas este tipo de comentario».

El otro día una paciente me decía: «¿Y no puede ser que se canse de mí porque estoy poniendo muchos límites?». Ay, cariño, mejor que se canse de ti porque estás poniendo muchos límites que no poner ninguno y anularte como persona. ¿No es mejor poner límites y, si no se respetan o molestan, salir de ahí cuanto antes? Pregunto.

Y, bueno, creo que es obvio, pero te recuerdo que **a veces se necesita un tiempo para calmarse antes de iniciar una conversación**. Es algo que también debes tener en cuenta.

Ahora bien, si ni con estas la cosa sale bien y este comportamiento es algo que una de las dos partes (o las dos) repite una y otra vez, lo siento mucho, pero debes saber que es un comportamiento tóxico que puede destruir la relación en cuestión de tiempo. Plantéate si es realmente ahí donde quieres estar.

Recuerda que en una pareja hemos de percibirnos como miembros de un equipo que juega por un mismo fin: una relación sana; y no como dos rivales que persiguen objetivos opuestos, porque para eso es mejor no tener una relación de pareja.

07

Personas ausentes
y personas refugio

A lo largo del libro has sido testigo de los diferentes tipos de apego que poseemos las personas. Hemos hablado de apego seguro y de apego inseguro. Hemos visto la parte buena y la parte no tan buena de cada uno de ellos. Y, si bien es cierto que un apego inseguro va a suponer más dificultades para relacionarse con uno mismo y con los demás, no se puede considerar una enfermedad o un problema en sí mismo.

Ahora bien, pese a no ser una enfermedad o una característica que haga buenas o malas a las personas que lo poseen, sí es recomendable trabajar en el apego inseguro para poder establecer vínculos sanos y convertirnos en personas refugio, tanto para nosotros mismos como para los demás. Por eso, para empezar a adentrarnos en el final de este doloroso pero esperanzador camino personal, te voy a mostrar la diferencia entre las personas refugio y las personas ausentes, para que veas lo importantes que son las primeras.

Personas ausentes

- Son personas que, aunque estén físicamente, no están emocionalmente.
- No suelen mostrarse disponibles, ya que a menudo están muy ocupadas con sus trabajos y sus problemas, o se encuentran muy cansadas como para prestar atención a tus cosas.
- Pueden ser emocionalmente inestables.
- Aunque algunas veces puedan estar presentes emocionalmente, otras veces no, lo que hace que no tengas muy claro cuándo puedes recurrir a ellas y cuándo no.
- Te suelen generar cierta ambivalencia («No sé si la relación va bien o no»).
- Les cuesta dar reconocimiento.
- Por exceso o por defecto, nunca llegan a conectar bien con los demás. Hay personas ausentes que en ocasiones reaccionan de manera desproporcionada y otras que pueden parecer insensibles.

Ejemplo: supón que te caes y te haces una herida. Estás sangrando bastante y probablemente tengan que darte puntos, pero no es grave, nada que una gasa, algo de presión y una rápida visita al médico no arreglen.

¿Cómo reaccionaría desproporcionadamente una persona ausente?: «¡Ay, Dios mío! ¡Socorro! ¡Llamen a una ambulancia! ¿Estás bien? No, no, no. Te has hecho una herida. ¡Cuánta sangre! ¡No puede ser, hay que vendarle toda la pierna! ¡Esto es un desastre! ¡Se va a morir!». (Se pone a llorar, presa del nerviosismo).

La persona con este patrón de conducta, obviamente se preocupa por ti, pero la situación no es tan grave como para armar ese escándalo. El problema de esto es que puedes contagiarte de su actitud y creer que lo que te ocurre es de veras de vida o muerte.

¿Cómo reaccionaría insensiblemente una persona ausente?: «Venga, no es nada».

Quizá la persona que te dice esto no quiere que tengas miedo ante lo que está pasando, pero con su actitud está teniendo un comportamiento ausente, porque no está atendiendo las posibles necesidades emocionales que tengas en ese momento. Quizá a ti te apetezca llorar o asustarte, pero con su reacción no está generando el espacio para que expreses tus emociones y es posible que sientas que no puedes compartir con esta persona lo que realmente piensas o sientes.

- Como hemos visto en este último ejemplo, a veces, las personas ausentes, por muy buena intención que tengan, no saben hacértela llegar porque desconocen la manera. Tienen su propia mochila emocional como condicionante.

Por este último motivo, debes saber que si te sientes identificado en algún aspecto como una persona ausente y tu intención es buena, pero no sabes cómo transmitirla, hay posibilidad de cambiar. Hasta ahora, has podido leer algunas pautas para empezar con ese cambio en tu forma de ver las relaciones, de comportarte y de percibir y que te perciban los demás, pero en el siguiente apartado encontrarás varios ejercicios que te ayudarán más aún. No estás solo.

Es importante destacar que hay personas que son ausentes por razones que se escapan totalmente de su voluntad, como largas hospitalizaciones, enfermedades mentales que les impiden estar disponibles emocionalmente —bastante tienen ya con lo suyo—, adicciones a las drogas o al juego, viajes a miles de kilómetros durante mucho tiempo, etc.

Personas refugio

- Son personas con las que te sientes seguro.
- Siempre puedes contar con ellas.
- Da igual lo que les cuentes, siempre intentan entenderte.
- Te muestran su apoyo.
- Cuando creen que has cometido un error, te acompañan a observar las consecuencias y te ayudan a enmendarlo, si es necesario.
- Son personas que nunca invalidan tus emociones.
- Cuando no saben qué decir, simplemente te demuestran que están ahí, apoyándote.
- Saben respetar tu espacio.
- Permiten tu desarrollo personal.
- Dan espacio a tus emociones.

Ejemplo: volvamos de nuevo al de antes. Te caes y te haces una herida.

¿Cómo respondería una persona refugio?: «¡Ey! ¿Qué te ha pasado? ¿Estás bien? Vamos a parar la hemorragia, ¿vale? ¿Cómo te encuentras? ¿Necesitas algo más?».

Con este patrón de conducta, la persona te deja claro que se preocupa por ti, deja espacio para que expreses cómo estás y se muestra disponible para cualquier cosa que necesites en ese momento. **Te acompaña en tus emociones, pero no te condiciona.**

¿CÓMO PUEDO HACER DE LA RELACIÓN UN LUGAR SEGURO?

Tengas el tipo de apego que tengas, puedes trabajar tus relaciones, tu forma de vincularte y de responder a la intimidad.

Llegados a este punto, imagino que ya te habrás hecho una idea de qué es lo que hace que una relación, del tipo que sea, pueda ser un lugar seguro. Ahora es el momento de ponerte manos a la obra.

PREGUNTAS Y EJERCICIOS

Te voy a proponer algunas preguntas para que reflexiones y empieces a practicar.

¿Qué es lo que te hace sentir bien en las relaciones? Piensa en relaciones seguras que tengas con otras personas, incluso con animales, y responde:

_____

_____

_____

_____

_____

¿Qué situaciones te solían herir en tus anteriores relaciones? Haz una lista de cosas que suelan abrir tus heridas emocionales. Si ahora mismo no sabes cuáles son, puedes fijarte en relaciones pasadas (insisto, no solo de pareja).

_____

_____

_____

_____

¿Cómo sueles reaccionar cuando te abren las heridas emocionales?

_____

_____

_____

_____

_____

_____

_____

_____

¿Qué te gustaría hacer, en lugar de recurrir a las mismas herramientas de siempre, cuando alguien o algo abre tus heridas?

_____

_____

_____

_____

_____

_____

_____

_____

¿Cuáles son las cosas que abren las heridas de tu entorno?

Familia:

_____

_____

_____

_____

_____

Pareja:

_____

_____

_____

_____

_____

Amigos:

_____

_____

_____

_____

_____

¿Qué puedes hacer para empezar a ser una persona refugio para los demás?

_____

_____

_____

_____

_____

A continuación, te dejo uno de los ejercicios más potentes que conozco para trabajar los vínculos emocionales. Lo puedes aplicar en cualquier tipo de relación. Lo único que se necesita es buena intención y una actitud empática. Si la relación en cuestión pasa por un momento delicado, te recomiendo hacerlo en presencia de un profesional.

Responde a las siguientes cuestiones:

Qué me gustaría cambiar de la relación

Aquí puedes poner aquellas cosas que quieras cambiar de la relación (ojo, no de la persona). Lo recomendable es que aludas a comportamientos concretos. Mira este ejemplo:

- No digas: «Me gustaría que fueras más cariñoso».

Si te fijas, esto es demasiado general. Hay personas que reciben estas instrucciones y no las terminan de entender porque consideran que ya están siendo cariñosos (a su manera) y no saben exactamente qué hacer para resultar cariñosos a la otra persona.

- Mejor di: «Me gustaría que me dieras más abrazos».

Esta petición es mucho más clara que la anterior. Si dices que quieres más abrazos, la persona sabe exactamente qué pides y no necesita estar adivinando qué es para ti ser más cariñoso.

De todas formas, como no todos contamos con las mismas habilidades de comunicación, si caéis en esta trampa, siempre podéis pedir aclaraciones a la otra persona: «¿A qué te refieres cuando dices que quieres que pase más tiempo contigo?».

Qué puedo cambiar yo

Aquí puedes poner qué cosas puedes cambiar tú para mejorar el vínculo en cuestión. No pongas nada que consideres que no puedes cumplir, porque eso provocaría tanto en ti como en la otra persona que generarais unas expectativas muy elevadas en torno a tu comportamiento, lo que a su vez podría ser la causa de un sentimiento de frustración mutuo.

Qué me gusta de la relación

Este apartado puedes dedicarlo a recordar aspectos seguros de la relación, como, por ejemplo, «Me encanta cuando me miras atentamente a los ojos mientras te cuento las cosas que para mí son importantes» o «Me gusta mucho cuando me abrazas de manera inesperada».

Un error muy frecuente aquí es empezar a relatar qué te gusta, terminar centrándote en lo que no te gusta y lanzar una crítica. Por ejemplo: «Me gusta que pasemos tiempo juntos, aunque esto sería más fácil si no trabajaras tanto». Este espacio es para tener en cuenta las cosas positivas, aquellas por las que el vínculo se conserva; el espacio de críticas y peticiones de cambio está un poco más arriba.

La intención de este paso es reforzar los aspectos que te hacen sentir bien para que se sigan repitiendo. Cuando intentamos hacer de la relación un espacio seguro, no solo hay que centrarse en cambiar las cosas malas, sino que también hay que aplaudir las buenas; esto nos da fuerzas y motivación para crecer juntos.

Qué me gusta de la otra persona

Este apartado es tan bonito como el anterior. Tras todas las peticiones de cambio que hemos hecho, viene el «recuerda que tienes un montón de cosas buenas, mira», y, qué quieres que te diga, sube un montón la autoestima y yo soy muy fan de subir la autoestima a la gente.

Aquí puedes poner cosas como: «Me gusta el interés que pones siempre en ser mejor persona», «Admiro mucho tu capacidad para aprender» o «Haces un café delicioso».

Te voy a dar **dos consejos** para llevar a cabo este ejercicio:

- Recuerda las dos últimas partes del ejercicio cuando estés mal con tu pareja, familiar o amigo. Eso hará que, en los malos momentos, tengas presente los motivos por los que quieres seguir manteniendo el vínculo (aunque no es obligatorio mantenerlo si, por algún motivo, has decidido no hacerlo).
- Escribir primero y escuchar después, este es el *modus operandi* que te aconsejo seguir. De vez en cuando, Alberto (mi pareja) y yo hacemos este ejercicio, para lo cual primero escribimos por separado en un folio todas estas cosas el uno del otro y luego las compartimos en este orden: nos explicamos el primer apartado, Alberto dice sus cosas y yo las mías; luego pasamos al siguiente paso del ejercicio, y así. Y esto lo hacemos en un contexto «especial», a modo de cita de pareja, en la que previamente hemos organizado una comida o cena bonita.

¿CÓMO PUEDO SER UNA PERSONA REFUGIO?

¿Se puede cambiar un tipo de apego inseguro a uno seguro de manera voluntaria? Sí y no. Es complicado, pero no imposible. El apego puede cambiar, pero se necesita mucho trabajo personal y experiencias que lo refuercen y que ayuden a que nuestro cerebro se convenza de que no tiene por qué interpretar las cosas como ha venido haciéndolo. Se sabe que la media de tiempo para el cambio, entre unas cosas y otras, son cuatro años. Sé que parece mucho, pero, créeme, cuando te adentras en el mundo de la mente, el tiempo se te pasa volando, porque cualquier cosa que te suceda en la vida te da para trabajar y profundizar en ti mismo, lo que hace que estés más entretenido.

Hay una cosa que no vas a poder cambiar, y es tu temperamento, ya que es una parte biológica de tu personalidad. Naces con un temperamento y mueres con el mismo temperamento. Es algo innato. Esto quiere decir que, si sueles reaccionar a las cosas de manera muy intensa, debes aprender a convivir con ello. A todo esto, creo que no hay nada de malo en ser intenso; te habla la intensa número uno. Considero que las personas que lo vivimos todo de una manera muy intensa tenemos el lujo de emocionarnos con cualquier cosa: una canción, una historia, una mirada... También sufrimos mucho, eso es cierto; somos más sensibles y lo más mínimo nos puede desequilibrar emocionalmente, pero aprender a convivir con la intensidad de temperamento nos permite manejar esas situaciones para que no nos desborden ni nos resulten arrolladoras cada vez que nos ocurren.

De todo modos, sí hay una parte de ti que se puede trabajar, y es a través del aprendizaje, así que vamos a ello.

Cosas que te van a convertir en una persona refugio para tu pareja, amigos y familiares:

Mantenerte disponible:

- Si eres madre o padre, mantenerte disponible y estarlo cada vez que tus hijos lo necesiten es muy importante. Los más pequeños dependen de los mayores.
- Sin embargo, para el resto de personas adultas, tienes que recordar que tienes tu propia vida. **Mantenerte disponible no significa atender a todo el mundo las veinticuatro horas del día o responder a las necesidades de los demás al milisegundo.** Estar disponible significa demostrar que estás ahí. Si no vas a atender a la otra persona de manera directa, promete que estarás por ella en un lapso concreto de tiempo, por ejemplo: «Ahora no puedo, pero en cuanto salga de trabajar, a las tres de la tarde, te llamo». Eso sí, a las tres de la tarde llamas a la persona, claro. Lo del «Ay, se me ha olvidado» no es un comportamiento de persona refugio. Tampoco vale que el lapso de tiempo sea muy largo, así que un «Te llamo el mes que viene y hablamos» tampoco vale.

Apoyar a la otra persona:

- Unas palabras amables, un abrazo, un beso, una caricia en la mano, una mirada… Todo vale. Eso sí, vigila no adentrarte mucho en los problemas de los demás, que a veces empezamos dando la mano, nos cogen en brazo y ofrecemos hasta la cabeza. **Una cosa es dar unas palabras de aliento y otra muy distinta es hacer del problema de los demás tu problema**, y, mira, cariño, aquí no estamos para resolverle la vida a nadie, que con la nuestra ya tenemos bastante.

Comunicarte de forma sana:

- Esto ya sabes cómo hacerlo. Tienes toda la información en el sexto capítulo.

No recurrir a juegos ni venganzas:

- No vale poner en marcha tácticas estúpidas de gurús del amor del tipo «Tras conocerle, no le voy a escribir hasta el segundo día para que no piense que estoy desesperado», o «No le contesto hasta dentro de un rato para que se raye o para que se muera de ganas de hablar conmigo», o «Me ha hecho daño, se va a enterar; ahora le voy a dar celos con otras personas».
- Estos comportamientos solo alimentan la toxicidad en las relaciones.

Tener responsabilidad afectiva en la relación:

- La responsabilidad afectiva se basa en la empatía y permite cuidar el bienestar de la otra persona. Recuerda que lo que queréis es estar bien. Si las dos partes trabajáis para el bienestar del otro, saldréis ganando.

Atender el malestar de la otra persona antes de que sea demasiado intenso:

- ¿Nunca te ha pasado que te montas tus pelis en la cabeza, pero cuando hablas con la otra persona al respecto te das cuenta de que en realidad no había ningún problema del que preocuparse? ¿O que te has tirado una semana entera dándole vueltas a un tema que luego solucionáis en dos minutos?

A esto yo lo llamo **el fenómeno de la bola de nieve**. Seguro que con este nombre te acuerdas para siempre.

Este fenómeno consiste en empezar pensando una cosa más o menos preocupante y terminar con un montón de problemas muy preocupantes en la cabeza. Esto activa tu sistema simpático y pone en marcha todos tus mecanismos de defensa.

¿Recuerdas cuando te explicaba en *Me quiero, te quiero* lo que pasaba en la interacción en parejas conformadas por una persona con apego ansioso y una persona con apego evasivo? Esta última tendía a resolver el conflicto huyendo de la situación estresante, y la primera, al no poder hablar con la otra, se quedaba dándole vueltas y vueltas a todo. Cuando el evasivo volvía, más calmado, el ansioso estaba listo para explotar y liarla parda. Bien, pues esta rumiación que hacía que los problemas se hicieran más grandes en la mente del ansioso es producto del fenómeno de la bola de nieve.

A veces nos encerramos en nuestra propia mente, damos vueltas y vueltas a las cosas, nos envenenamos con nuestros pensamientos y, cuando nos queremos dar cuenta, estamos liándole a la otra persona un pifostio que alucinas. Esta no sabe ni de dónde le vienen las tortas, pero ahí está, aguantando el chaparrón. Esto hay que atajarlo antes.

Para evitarlo y, por ende, evitar conflictos que se escapen a nuestro control, lo mejor es atender a las peticiones del otro cuanto antes. Si a la otra persona le cuesta mostrar sus emociones, siempre puedes preguntar.

Pero ojo si eres de esas personas que responden «nada» cuando en realidad sí que pasan cosas:

- Si respondes «nada», no pretendas que la otra persona adivine mágicamente tu malestar.
- Si respondes «tú sabrás», no pretendas que la otra persona adivine de dónde diantres viene tu malestar.
- Si cuelgas el teléfono esperando que te vuelva a llamar y no te llama, puedes enfadarte si quieres, pero entiende que habría sido mejor no haber colgado y que, si no te

devuelve la llamada, hace bien porque estará respetando tus límites.

- Si te vas, no pretendas que la otra persona vaya detrás de ti.

Si pones un límite, no lo hagas con la intención de que los demás lo sobrepasen, porque entonces estás perdido: nunca nadie respetará tus límites. Pensarán: «¿Y si realmente lo ha puesto con la intención de que no se respete?». No sé, ¿tú cómo lo ves? No puedes hacer una cosa y esperar otra completamente dispar.

Lo que no se dice, no existe.

Si tienes alguno de estos comportamientos y no recibes atención cuando tu deseo es recibirla, no te quejes, la comunicación sana consiste en expresarse con claridad. Estas conductas de protesta tienen sentido en niños, porque no conocen otra manera de expresarse, pero recuerda que en adultos ya no valen.

Queremos relaciones sanas, pero seguimos haciendo las mismas cosas que hemos hecho siempre.

Sí, probablemente hayas normalizado este tipo de acciones; lo hemos visto muchas veces en las películas: la chica se va y el chico la persigue porque la ama. Pero la realidad de esas típicas escenas es que ella pone un límite y él se lo pasa por el forro y la acosa. Ya no parece tan bonito, ¿a que no? Esto es lo que ocurre cuando romantizamos el acoso.

RESILIENCIA, LA CAPACIDAD PARA SUPERAR LAS DIFICULTADES

A mí, el tiempo de trabajo personal en este aspecto se me pasó volando, pero también fue muy duro, no te voy a mentir. Lloré mucho porque me reconocí a mí y a algunos seres queridos en muchas cosas que no me gustaban. Pero siempre he tenido claro que no todo es blanco o negro, que nadie es perfecto, que la intención es lo que cuenta y que, al fin y al cabo, yo soy dueña de mi propia vida. Por eso nunca me rendí. Intenté entender y comprender las mochilas emocionales de los demás, así como la mía propia; y para ello fui atando cabos de todo lo que iba aprendiendo en manuales de psicología clínica. Cuando yo empecé a trabajar en mí, no había ningún libro que me explicara con palabras fáciles qué era eso del apego. Casi todos hablaban en términos que incluso a mí me costaba entender y a veces explicaban cosas que no tenían nada que ver conmigo. Pero, aun con las dificultades emocionales y técnicas, me aferré a la ciencia e intenté afrontarlo todo con resiliencia: todo aquel proceso, por muy doloroso que fuera, no iba a hacer que me viniera abajo; al contrario, iba a darme más fuerzas aún para salir adelante y cambiar mi vida tal y como yo quería. Esa información era algo tan potente que, igual que fue capaz de salvarme, también habría podido destruirme; pero yo no estaba dispuesta a vivir en el malestar para siempre, por eso me puse las pilas y seguí mi camino, más fuerte que nunca. **La información pasó de ser algo hiriente a ser mi mejor herramienta.**

La resiliencia es eso que quiero que tú trabajes, porque será lo que te mantenga a flote cuando sientas que todo va mal. Por eso, recuerda:

- **Mantente optimista:** Sí, ya sé que esto no se puede hacer siempre. Hay momentos y momentos. Pero ya me entiendes. Puedes tener tus días chungos, en los que te encuentres mal y no quieras saber nada de nadie. Respétate, no pasa nada. Mañana será otro día. Lo suyo es que no te encierres en ese malestar. Si hoy estás mal, cuídate, mímate, pero mañana (o pasado), tira para adelante como el que más e intenta ver el lado bueno de las cosas; créeme, todo tiene un lado bueno.

- **Aceptación sí, resignación no:** Mira las diferencias de la siguiente tabla.

RESIGNACIÓN	ACEPTACIÓN
-«Me ha pasado esto, pues vale, me aguanto». - No permite aprender de los errores. - Actitud de rendición, pasividad y victimismo ante las cosas. - No hay recuperación. - Se centra en el sufrimiento. - Hay anclaje en el problema. - Actitud de «aguante». - No se gestionan las emociones.	- «Me ha pasado esto, ¿qué hago con ello?». - Permite aprender de los errores. - Ayuda a ver las cosas desde otra perspectiva. - Da pie a la recuperación. - El sufrimiento no es lo importante, aunque esté presente. - Actitud proactiva. - No se pretende cambiar la situación, pero sí intentar llevarla de la mejor manera posible.

- **Asume tu parte de responsabilidad:** Es muy cómodo decir «Mis padres/mi ex/mis amigos tienen la culpa de todo». Echas balones fuera, y arreando. Pero, aunque puede que en el pasado algunas figuras o eventos te marcaran provocándote una herida emocional, tú eres el dueño de tu vida y tú decides qué vas a hacer con tu mochila. Seguir cargando con ella mientras echas la culpa a los demás solo hará que te apagues cada vez un poco más. Recuerda la importancia de la aceptación y pregúntate: ¿qué puedo hacer con este problema?

- **Confía en tus capacidades:** Gracias a ellas estás donde estás y tienes lo que tienes.

EL ÁRBOL DE LA AUTOESTIMA

Te voy a proponer un ejercicio. Yo lo llamo **el árbol de la autoestima**.

Para ello, dibuja un árbol y divídelo en tres partes: la copa, el tronco y las raíces.

En la **copa** vas a escribir todos y cada uno de tus éxitos como si fueran las hojas del árbol. No importa cuáles sean. No hace falta tener un Premio Nobel para considerar que tienes algún éxito (si lo tienes, enhorabuena, ponlo, claramente es un triunfo). Lo que quiero decir es que cualquier recompensa puede ser un éxito, no hace falta tener grandes cosas para considerar que tienes éxitos. A veces, levantarse por las mañanas y hacerse un café ya es todo un logro. ¿Tienes una carrera? Ponlo. ¿Tienes un trabajo? Ponlo. ¿Sabes conducir? Ponlo. ¿Has conseguido dar el paso para ir a terapia? Ponlo. Escribe cualquier cosa. Quiero que la copa de este árbol tenga muchas hojas. Muchísimas.

En el **tronco** toca escribir aquellas capacidades y habilidades que te han permitido conseguir esos logros. Haz lo mismo que antes. Llena el tronco de todas las habilidades que consideres haber desarrollado a lo largo de tu vida. Las habilidades son las cosas no innatas, todas aquellas que has aprendido con el paso del tiempo, por ejemplo: comunicar, dibujar, bailar, escribir, estudiar, etc.

En las **raíces**, vas a reflejar las cualidades personales que te han permitido desarrollar las habilidades necesarias para alcanzar tus éxitos. Es decir, es el momento de colocar en el dibujo las características que formen parte de tu personalidad. Aquí tienes varios ejemplos: valiente, perseverante, luchador, etc.

Mira el resultado. ¿Te gusta? Ese árbol refleja lo necesarias que han sido tus capacidades para poder lograr todas las cosas buenas que tienes hoy. Por eso, confía en ellas, confía en ti. Tienes muchas cosas buenas.

- **Sé perseverante.** Sin obsesionarte. Los resultados de tus esfuerzos no llegan de un día para otro y, por el camino, puede que te caigas muchas veces. Pero, siempre siempre, levántate y sigue. Y si lo que persigues nunca llega, puedes abandonar, no pasa nada. El mundo no se acaba; la vida sigue y puedes buscar otras cosas a las que dedicar toda tu energía. Que el miedo al qué dirán no sea un obstáculo. Te lo dice una persona perseverante que ha tenido que abandonar varias veces en su vida. Y lo he pasado mal, sí; y me he sentido frustrada y desdichada, pero no me he muerto. Aquí estoy y aquí sigo, peleando por aquellas otras cosas que me llenan.

- **Aprende de tus errores.** «¡Quién pudiera cometer errores para aprender de ellos!», dijo nadie nunca. Es triste, pero así es. Hemos aprendido que cometer errores es malo y nos hemos quedado ahí. Hoy en día la vida parece un examen: si te equivocas, estás suspendido para siempre. ¿Acaso alguien viene a este mundo con todo aprendido? ¿Acaso existe algún ser especial que haga las cosas perfectas a la primera? Equivocarse es de sabios, porque son los sabios quienes, gracias a los errores que cometen, terminan perfeccionando más que nadie sus conocimientos.

Le hemos dado mucha importancia a los errores, demasiada. **Suficiente al menos como para generar ese miedo que nos impide intentar cumplir nuestros sueños.** Y esto también tiene su origen en la infancia.

Recuerdo cómo en el cole los profes daban más importancia a los fallos que a los aciertos. Cuando cometías una falta de ortografía, te hacían copiar cien veces la misma palabra bien escrita. Eso en el mejor de los casos. He tenido profesores que han aprovechado el fallo para ridiculizar al alumno delante de los demás. Ya no solo los profes, sino los adultos en general castigaban los errores e ignoraban los aciertos bajo la excusa de «Es tu deber sabértelo». Menos mal que los tiempos cambian y las metodologías de aprendizaje y crianza también.

Como yo, te habrás equivocado mil veces en la vida, pero qué bonito es darte una oportunidad más para poder mejorar, ¿verdad?

A través de mis errores, aprendí que debo ser asertiva con la gente porque, de lo contrario, puedo hacer mucho daño, por muy a gusto que me quede al soltar lo que pienso.

A través de mis errores, aprendí que no quiero estar en lugares o relaciones donde me sienta incómoda y ansiosa constantemente.

A través de mis errores, aprendí que manipular a la gente para que me quieran o para sentirme deseada no está bien y que no es normal, a pesar de que a mí me lo hubieran hecho alguna vez antes.

A través de mis errores, aprendí que debo seguir poniendo límites, le pese a quien le pese.

A través de mis errores, aprendí que puedo perdonar, pero no estoy obligada a hacerlo si no quiero.

A través de mis errores, aprendí que, aunque no perdone a ciertas personas de mi pasado, tampoco puedo vivir con rencor, porque eso me hace instalarme en la ira, algo que me impide ser feliz en el presente.

A través de mis errores, también aprendí una de las cosas más importantes que la vida me ha enseñado: que **debo perdonarme a mí misma si quiero sentirme un lugar seguro para mí**.

08

Sé tu propio refugio

EL PERDÓN A UNO MISMO

Qué difícil es perdonarse a uno mismo, ¿verdad? Cuando te inundan la culpa, el cargo de conciencia y, por qué no, la vergüenza también, es complicado hacer las paces internamente.

Quieres vivir libre de toda esa carga, pero no sabes por dónde empezar. Puede que analices una y otra vez las cosas, que repases mentalmente cada una de las escenas en las que metiste la pata o hiciste daño a alguien, e incluso que te culpes pensando «¡Qué tonto fui!» o «¿Cómo pude hacer algo así o dejar que me hicieran esto otro?». ¿Por qué la mente hace eso? Y lo más importante de todo: ¿por qué parece que te machaca? Quizá estas preguntas puedan marcarnos la casilla de salida.

Las respuestas a nuestro dolor casi siempre están en nosotros mismos; solo tenemos que hacernos las preguntas adecuadas.

Tu vocecita interior: ¿cuánto te exiges?

Nosotros mismos podemos llegar a ser nuestros peores *haters*.

¿Alguna vez has observado cómo te tratas y te hablas a ti mismo? A menudo nuestro **diálogo interno** es muy negativo. A continuación tienes algunas de las frases y expresiones más típicas:

- «Qué tonto eres».
- «Eres un desastre».
- «¿Cómo no te has dado cuenta?».
- «Deberías haber dicho esto otro».
- «No vales para nada».
- «Ahora te aguantas».
- «Por tu culpa, esto no ha salido bien».

¿Te suenan? Es posible que alguna vez te las hayas dicho a ti mismo, que las hayas escuchado en un segundo plano de tu cabeza.

Una vez me sorprendí a mí misma hablándome de esta manera tan agresiva. No supe exactamente cuánto tiempo llevaba tratándome así, pero, a juzgar por la soltura y el automatismo con el que me salían esos pensamientos, parecía que toda la vida. Qué fuerte, ¿no? La que el cerebro es capaz de liar sin que nos demos cuenta siquiera.

A partir de ese mismo instante me prometí que iba a prestar mucha más atención a mis pensamientos. Y, bueno, aunque lo hice, me costó muchísimo empezar a cambiar la forma de tratarme.

En consulta he notado que las personas con baja autoestima, por norma general, tienen un diálogo interno muy negativo.

Tuve una paciente, Marisa, que se trataba fatal. Ella no se daba cuenta, pero su relato en cada sesión lo dejaba entrever:

—¿Qué tal te ha ido la semana? —le pregunté un día.
—Bien.

Esa respuesta sonaba al típico «bien» que todos decimos por costumbre, de forma automática.

—¿Bien? —Levanté una ceja. Conocía a Marisa, e intuía que ese «bien» escondía una historia.
—Bueno, he tenido mucho jaleo, porque estamos teniendo bastantes ingresos y vienen todos muy graves.

Lo sabía.

Marisa era enfermera en un hospital de la zona y le tocó vivir todas y cada una de las oleadas de la COVID-19 en primera línea. La situación en aquel momento era muy estresante para todos, pero especialmente para el personal sanitario.

—Estamos haciendo todo lo que podemos, pero siento que no es suficiente. El otro día tuve guardia, la terminé y me quedé un poco más de tiempo en el hospital para controlar que todos mis pacientes estuvieran bien atendidos. Aun así, no me fui tranquila a casa y estuve pendiente del teléfono todo el fin de semana.

—Eres una enfermera genial, Marisa. La valía de un profesional se mide en gran parte por su cualidad humana, y tú de eso tienes mucho.

—Es posible… —Paró para coger aire—. Pero siento que puedo hacer más.

—¿Más? ¿Acaso no estás haciendo ya todo lo que puedes? —Me incliné clavando los codos en la mesa con la intención de mostrar interés. Quería profundizar más en esa parte del relato, porque mucho me temía que su expresión de tristeza ocultaba cierta presión y ansiedad.

—Sí, lo hago. Pero, no sé… Tengo la sensación de que no es suficiente. Si no estoy constantemente controlándolo todo, siento que algo saldrá mal.

—Claro —dije recostándome de nuevo en mi silla. Lo tenía; ya sabía por dónde iba la cosa—: Hablamos de pacientes críticos, así que es importante controlar el entorno y cualquier cosa que pueda suceder. Pero, cuando terminas tu turno, ¿desconectas?

—No puedo. Me cuesta muchísimo. —Miró cabizbaja al suelo y siguió sin levantar la mirada—: Cuando estoy en casa, le doy vueltas a todo. Repaso mentalmente qué cosas he hecho durante el día, qué errores he podido cometer o cómo podría haberlo hecho mejor. Y, María, me siento una mierda —concluyó.

Mi paciente había entrado en una **espiral de autoexigencia**, y sentirse una mierda era solo el principio.

—Quizá estás siendo muy dura contigo misma —sugerí.

—¿Cómo no lo voy a ser? Tengo que ser exigente, trabajo con personas. La vida de esas personas, en parte, depende de mí.

—Tienes razón, dependen de ti en parte. Al menos mientras sea tu turno. Pero imagino que tú no puedes hacer todos los turnos del mundo…

—No… —musitó—. A veces dudo, y creo que esta profesión no es para mí, que quizá debería dedicarme a otra cosa. Hay compañeros que hacen las cosas mucho mejor que yo y además con mayor rapidez.

El archiconocido **síndrome del impostor** estaba asomando la patita.

—Necesitas desconectar —continué—, confiar en tus compañeros y no machacarte tanto. Te pasas mucho el escáner.

Lo del escáner es una expresión que uso de manera coloquial para referirme a cuando miramos con lupa o examinamos en detalle nuestro desempeño y ejecución de las cosas. **Chequearse, revisarse o «pasar el escáner» es típico de personas muy autoexigentes.**

—Sí, siempre lo he hecho. Soy muy perfeccionista.

Sonreí levemente mostrando compasión. Entendía a Marisa a la perfección. Me veía reflejada en ella y sabía lo duro que era maltratarse en sentido emocional de esa manera.

Cogí aire, preparándome para compartir con ella la conclusión a la que había llegado.

—Necesitas controlarlo todo porque te has autoimpuesto cumplir unas expectativas demasiado exigentes. Pero, Marisa, cuanto más te exijas, más te costará desconectar. Y esto, a su vez, hará que sientas más inseguridad en tu desempeño profesional y menos confianza en ti misma. Así, harás peor tu trabajo y, de alguna manera, necesitarás controlar todo aún más.

—Es un círculo vicioso.

Lo entendió a la primera. Quizá en algún rincón de su mente ella sabía perfectamente el daño que se estaba haciendo a sí misma.

—Yo no digo que te olvides de todo y te relajes mientras estás en el trabajo, porque la situación requiere cierto estado de alerta. No sería lógico plantear algo así. Pero creo que la clave para poder rendir tal y como deseas es cuidar de ti misma, y justamente eso es lo que menos estás haciendo.

—¿Cómo voy a cuidar de mí misma si tengo que cuidar de los demás?

—¿Cómo vas a cuidar de los demás si tú no estás bien? —me atreví a confrontarle.

—María, no puedo irme de peluquerías. No tengo tiempo —dijo Marisa poniendo los ojos en blanco.

—¿Y quién ha dicho que cuidarse sea eso?

—¿Acaso hay otra manera?

—Sí. —La miré fijamente—. Existe *la* manera.

Por normal general, cometemos el error de creer que el autocuidado es solo mimarse físicamente o darse un capricho material. Esas formas de autocuidado, aunque vienen muy bien de vez en cuando y son muy válidas, no requieren un trabajo emocional ni reparan en profundidad nuestro ser.

Hay que ir mucho más allá.

Por eso, lo primero que tuvimos que trabajar sobre el autocuidado fue su definición:

Hablamos de autocuidado o cuidado personal cuando llevamos a cabo la acción o el conjunto de acciones que nos permiten mejorar nuestra salud física y emocional, de una forma voluntaria y por iniciativa propia.

Lo segundo que hicimos fue recordar algunos ejemplos reales de autocuidado:

- Rodearte de personas que te hagan sentir bien.
- Mantener vínculos sanos con tu entorno.
- Respetar tus propios límites.
- Practicar la compasión contigo mismo.

- Tener un lenguaje interno positivo.
- No ser tan autocrítico.
- No pasarte con la autoexigencia.
- No complacer a los demás sin pensar primero en tus necesidades.
- Prestar atención a tus necesidades.
- Confiar en tus capacidades.
- Reforzar cualquier éxito que puedas tener, por pequeño que sea.
- No hacer tanto hincapié en los errores.
- No basar la valía personal en la opinión de otras personas.
- No compararte con los demás.
- Aceptarte tal cual eres.

Y una de las cosas más importantes que teníamos que abordar en este trabajo de autocuidado era el lenguaje interno. Porque yo creo que todo parte de ahí: recuerda que según cómo aprendas a relacionarte contigo mismo, te relacionarás con los demás.

Mi paciente se había colocado a sí misma en un segundo plano y había situado a los demás en el primero. Ella se había abandonado e, inconscientemente, había decidido castigarse con el fin de poder atender mejor al prójimo.

Era el momento, así que le propuse un ejercicio que había aprendido de un gran psicólogo infantil llamado Álvaro Bilbao. A este ejercicio tan guay que él aplica en el ámbito infantil, yo le di mi toque personal para poder hacerlo con adultos. Y vaya si funciona.

—Marisa, durante estas dos semanas que no nos vamos a ver, tienes que hacer un ejercicio. Para ello, necesitas una tabla de madera, unos cuantos clavos y un martillo.

Mi paciente, como siempre, comenzó a apuntar en su libreta todas las instrucciones que le iba dando. Como buena perfeccionista, quería hacer el ejercicio correctamente y no olvidarse de nada. Yo intuía que lo de ser tan metódica también en sesión lo hacía para no decepcionarme a mí.

—Quiero que todos los días observes tu lenguaje interno ante las adversidades. Cada vez que te identifiques tratándote mal, vas a clavar un clavo en la tabla de madera. La próxima vez que vengas a la sesión, me gustaría que la trajeras para ver qué tal anda de clavos, ¿de acuerdo?

Ella asintió un poco incrédula, pero, como era de esperar, hizo todo al pie de la letra.

En ese momento, no quise contarle cuál era el objetivo que perseguía con el ejercicio, ya que eso me lo estaba reservando para más tarde.

Dos semanas después, apareció en mi consulta con su tabla de madera llena de clavos.

—Hola, María. —Entró por la puerta con una risa nerviosa—. Creo que ha quedado un poco raro que entrara en la clínica preguntando por la consulta de psicología con una tabla de madera en la mano. La recepcionista me ha mirado extrañada.

—No te preocupes —dije entre risas yo también—. Si dices que vas a la consulta de María Esclapez, ya no es tan raro que lleves una tabla de madera. Yo siempre hago cosas muy raras.

—Bien, aquí tienes. —Marisa se sentó delante de mí y colocó la madera con los clavos encima de la mesa de mi despacho.

—Ah, muy bien —dije contemplando aquel trozo de madera—. Veo que has hecho tus deberes.

—Siempre. Ya sabes.

—¿Qué tal te ha ido clavando los clavos? Cuéntame cómo ha sido.

Marisa estuvo contándome que, tal y como le pedí dos semanas atrás, cada vez que se sorprendía tratándose mal, clavaba un clavo. En total, la madera tenía catorce clavos.

—Eso son siete clavos a la semana. O sea, uno al día. —Busqué la calculadora de mi móvil—. Si clavas un clavo al día, al cabo de un año podrías tener perfectamente trescientos sesenta y cinco clavos. La esperanza de vida media en una mujer es de ochenta y tres años, y teniendo en cuenta que tú tienes treinta y uno, entonces… —cavilé mientras introducía las cifras—. Oh, vaya: te quedan por clavar en la tabla de madera dieciocho mil novecientos ochenta clavos.

Mi paciente abrió mucho los ojos.

—Creo que te falta tabla.

—Y clavos. No tengo tantos clavos. Necesitaría un camión.

Tras un silencio reflexivo, y necesario, continué:

—Oye, ¿por qué crees que te pedí que hicieras este ejercicio?

—Creo que lo hiciste para que descargara mi energía clavando clavos. La verdad es que me ha ayudado bastante. Cuando estaba enfadada, me iba muy bien. Cogía el martillo y ¡zasca! —dijo mientras imitaba el gesto.

—Podría ser una conclusión. Pero no creo que sea muy funcional gestionar la ira golpeando clavos con el martillo. ¿Qué harías cuando te enfadaras en cualquier sitio donde no dispusieras del martillo, la tabla y los clavos?

—Ay, no. Es verdad, no lo veo. Entonces ya no sé —dijo mientras suspiraba y negaba con la cabeza.

—Mira, esto es una metáfora. **La tabla de madera eres tú.**

—¿Yo? —Entornó los ojos intentando entender de qué iba la cosa.

—Sí, la tabla eres tú y los clavos simbolizan todas esas veces que te haces daño a ti misma. Cada vez que te has tratado mal, has clavado un clavo. Cada uno de estos clavos, es, metafóricamente hablando, el dolor emocional que tu alma puede sentir cuando te maltratas.

Tras mis palabras, otro silencio reflexivo, aún más largo que el anterior, reinó en la consulta.

Marisa asentía levemente con la cabeza, sin quitar la mirada de la tabla.

—Vamos a intentar sacar los clavos —seguí.

Con la ayuda de un martillo, mi paciente me demostró sus habilidades de bricolaje y, uno a uno, fue sacando cada trocito de metal incrustado en la madera.

—Listo —dijo orgullosa cuando hubo acabado.

—Genial. Fíjate —dije señalando los agujeros que se habían quedado grabados en la madera—. Estas marcas son lo que queda cuando te arrepientes. Lo cual quiere decir que lo hecho hecho está. Es muy difícil borrar esas marcas después. Aunque te arrepientas, tu cerebro ya ha procesado esa información. Y, cuando aprendes a tratarte así, lo haces incluso de manera inconsciente.

—Entonces ¿no puedo curar las heridas de todos los clavos que me he clavado en el pasado?

—Puedes quitarlos, pero seguirás teniendo las marcas. Las puedes ir curando con el tiempo, cuando aprendas a no clavarte más clavos.

—Es más fácil clavarlos que curarlos.

—Lo sé. Siempre cuesta más reparar la madera que dañarla.

—Entonces la solución está en no clavarme más clavos..., ¡qué difícil!

—Es muy difícil, sobre todo teniendo en cuenta que llevas años haciendo lo contrario.

Le expliqué que **la clave consistía en seguir identificando ese diálogo negativo y, una vez identificado, cambiar radicalmente la forma y el contenido del mismo.** Así, tendría una frase algo más asertiva por la que no tendría que clavar más clavos.

Marisa y yo dibujamos una tabla en un folio y escribimos en la parte izquierda las frases que solía decirse por costumbre y, en la parte derecha, otras completamente diferentes, emitidas desde el cariño y la compasión.

El resultado fue algo así:

DIÁLOGO INTERNO NEGATIVO	DIÁLOGO INTERNO POSITIVO
«Qué tonta eres».	«En ese momento no has sabido hacerlo de otra manera. Hiciste lo que podías con lo que tenías».
«Deberías haber dicho esto otro».	«Es verdad que podrías haber dicho otra cosa, pero en ese momento no se te ocurrió porque no eres infalible y no es necesario ser perfecto en todo».
«¿Cómo no has podido darte cuenta de algo así?».	«No te has dado cuenta porque no siempre puedes estar pendiente de todo. Para el futuro, puedes tener en cuenta este aprendizaje para que no te vuelva a pasar».
«Por tu culpa, esto no ha salido bien».	«Seguro que hay otros muchos factores que influyen en el resultado y que no estás teniendo en cuenta».

«Ahora te aguantas».	«Te toca ser consecuente con lo que has hecho porque eres una persona responsable».
«No vales para nada».	«Vales para muchas cosas. Que algo te haya salido mal o no te haya salido tal como esperabas no significa que no valgas para nada, solo significa que tienes que mejorar en ese aspecto. Puedes enumerar ejemplos de cosas que has hecho bien otras veces».
«Eres un desastre».	«No eres un desastre. Lo que pasa es que a veces cometes errores o te despistas, como todo el mundo, pero siempre intentas hacer las cosas lo mejor que puedes».
«No vales para esta profesión».	«Este error no determina tu valía personal ni profesional».
«Eres una llorona, lloras por cualquier tontería. Hay cosas más importantes en la vida. Cuando estés mal de verdad, entonces sí que llorarás».	«Si te encuentras mal, puedes llorar, no pasa nada. Es normal. Si te comparas con otros, claro que hay problemas más graves en la vida, pero no es justo comparar el dolor o la intensidad con la que cada uno reacciona a las cosas. Cada persona es un mundo y tiene derecho a expresar las emociones que necesite, le pase lo que le pase al resto. Además, las emociones son respuestas inconscientes del cuerpo, no puedes evitar sentir algo».

A partir de ese momento, el reto de Marisa consistió en no clavar más clavos en su tabla de madera. Al contrario de lo que había hecho las semanas anteriores, tenía que evitar dañarse más, tratándose con tanto cariño como trataba a sus pacientes.

Los resultados no se hicieron esperar. Tras varios meses de trabajo duro (tanto profesional como personal), los niveles de exigencia de Marisa se mantuvieron a raya. Ella seguía rindiendo al máximo cada día, como era su costumbre, la diferencia fue que se sentía más tranquila porque estaba empezando a cuidarse como nunca antes lo había hecho y estaba comenzando a hacer las paces consigo misma. El camino no terminaba aquí, pero era un comienzo.

El trabajo personal de Marisa no fue fácil, porque había frases que parecían inherentes a ella. Durante muchos años, tal y como vimos en sesiones anteriores, cuando estudiamos su historia personal, había aprendido a tratarse mal, con desprecio e invalidación. Ahora tenía que aprender a considerarse de una manera completamente diferente y entender que ser buena profesional no tenía nada que ver con llevarse al límite, y que incluso podía hacer su trabajo mucho mejor si comprendía que tratarse con cariño era necesario.

El poder de la compasión

Te decía que tratarse con cariño es necesario, pero para ser más concreta: **tratarse con compasión es lo esencial**.

A mí me gusta decir que **la compasión es como un abrazo emocional**. Me explico. Es entender, aceptar de manera incondicional, y validar sin juicios ni presiones.

La compasión es como una taza de chocolate caliente en un frío día de invierno, como un chapuzón en la piscina cuando en la calle se superan los cuarenta grados o como un abrazo largo y fuerte cuando más lo necesitas. Eso es la compasión, algo capaz de cambiar radicalmente la forma de sentirte y de ver el mundo.

Creo que sabemos muy bien cómo tratar con compasión a los demás, sin embargo, cuando se trata de aplicar esa perspectiva a uno mismo, la cosa cambia.

Si tu mejor amigo te cuenta un problema que ha tenido debido a un error que ha cometido, ¿le dirías que es un desastre y que debería haberse dado cuenta del error antes de liarla de tal manera? ¿Le dirías que está llorando por una tontería? Seguramente no. ¿Por qué entonces sí te dices todo eso a ti mismo?

Somos más compasivos con los demás que con nosotros mismos. Entendemos y validamos mejor las emociones de quienes nos rodean. Somos capaces de decirle al otro «no pasa nada», mientras que nos machacamos a nosotros mismos constantemente. Podemos ofrecer un colchón emocional al resto, pero nosotros curtirnos en el mismísimo infierno. ¿Acaso es esto hipocresía? Ojalá fuera tan fácil. Resulta que es nuestro cerebro y la forma que tenemos de percibirnos.

Recuerdo que, mientras escribía *Me quiero, te quiero*, miles de escenas dolorosas con anteriores relaciones de pareja (e incluso amistades) paseaban libre y fugazmente por mi cabeza. Muchas veces, lograban imponerse a la lógica y eso hacía que me inundara la culpa. Como Marisa, había aprendido a exigirme mucho en la vida, algo que, sin darme cuenta, trasladé a mi forma de vivir y percibir los vínculos. Sentía que, si alguien tenía la responsabilidad de aquellos desenlaces, ese alguien era yo y nada más que yo. Vale, seguramente no fui ninguna santa —ya sabes que la mochila emocional condiciona mucho lo que piensas, sientes y haces—, pero de ahí a tener toda la responsabilidad de las situaciones dolorosas creo que hay un trecho. El caso es que yo llevé esa carga durante mucho tiempo. En el pasado, frases como las que se decía a sí misma mi paciente me las repetía yo también constantemente, una y otra vez, en el marco de las relaciones:

- «¿Arturo te hacía *ghosting* o ley del hielo? Algo harías. Seguro que ese tío descubrió lo insoportable e intensa que eres».

- «¿Por qué seguías creyendo a Mario si durante prácticamente toda la relación pasó de ti y te trató como una mierda? Qué tonta fuiste».

- «¿Cómo pudiste aguantar tanto tiempo con tu primer novio si te humillaba constantemente? ¿No ibas tú de abanderada de la autoestima? Tanto no te querrías».

- «¿Por qué manipulaste emocionalmente a esta persona si sabías muy bien el daño que eso le podía provocar? Jugaste con ella y lo sabes. Mereces que te ocurra algo muy malo».

Esto, como ya sabes, carece de sentido cuando entiendes cómo funcionan las relaciones y conoces cuánta responsabilidad puede llegar a tener cada una de sus partes, pero aun así yo rumiaba una y otra vez este tipo de comentarios. Era como si una idea hubiera enraizado en mi mente y esta no quisiera soltarla.

Sé que hice lo que pude con la información que tenía en ese momento.

En mi caso, hice cosas de las que estoy orgullosa y también cosas de las que me avergüenzo, pero creo que ni yo ni nadie tiene la obligación de asumir su parte de responsabilidad como si fuera una especie de castigo divino, sino que necesitamos aceptar los errores del pasado como un aprendizaje; pues estoy segura de que es eso mismo lo que nos permite evolucionar como personas.

Así, cada vez que me daba cuenta de que mi cabeza me llevaba por los senderos del mismísimo averno, paraba y recordaba todo el trabajo personal que llevaba haciendo desde hacía ya varios años.

Creo que cuando las personas sufrimos, no sufrimos «como adultos», de una manera lógica y racional, sino que sufrimos desde lo más profundo de nuestra emoción: tal y como lo haría un niño. De hecho, hablar del niño interior, oculto en lo más profundo de nuestro ser, se usa a modo de metáfora para referirnos al engrama (recuerda, se trata de la red neuronal que guarda la información de la herida emocional).

«María, recuerda tu historia. Estás diciéndote esto porque has aprendido a ser tan exigente contigo misma que tiendes a cargar con la responsabilidad de todo. Esto que te dices ahora también se lo estás diciendo a esa niña que un día fuiste».

Firme y responsable... ¿Te das cuenta de que estaba actuando conmigo misma como mi padre se trataba a sí mismo? La magia del apego.

Amo estos momentos en los que empiezas a atar cabos, pues son reveladores.

Como te digo, ante ese comportamiento, pensé en esa niña que un día fui y cuya esencia aún permanece en mi interior. Si esa niña estuviera ahora mismo pensando y sintiendo lo mismo que yo, estaría muerta de miedo. No entendería nada. Se vería pequeña y vulnerable. Buscaría a algún adulto con el que poder sentirse protegida. Pero, ¡qué cosas!, el adulto más cercano era yo y la estaba tratando como la mierda.

Así, cada vez que esto sucedía, utilizaba una de las herramientas de autorregulación más potentes que conozco: coger una foto de cuando era pequeña, mirarla y preguntarme qué me gustaría decirle a esa niña de cuatro años que en ese momento cargaba con una culpa que, en gran parte, no le correspondía. Y entonces mi discurso cambiaba de una manera radical.

Como si yo fuese el adulto referente de esa niña, mi meta ahora era darme lo que yo querría que ella tuviese en un momento así. ¿Qué podía hacer para generar un apego seguro entre la niña y yo? ¿Qué podía hacer para que me percibiera como un lugar seguro y, como veíamos en la teoría del círculo de seguridad, unos brazos en los que confiar y a los que volver para buscar comprensión y apoyo?

Para empezar, nunca se me ocurriría hablarle a una niña como me hablaba yo a mí. Nunca. Independientemente de cuál hubiese sido su error. Pero esta era «mi niña interior» y yo sí conocía su historia y cómo pudo haberse sentido cuando tenía miedo, así que era capaz de comprender, mejor que nadie, cómo se encontraba ella en ese momento. Y por eso, con más motivo, tenía que intentar tratarme bien.

Cada vez que visualizo a esa niña, algo se me rompe por dentro. Esa niña fue muy feliz, pero también vivió cosas a lo largo de los años que la marcaron para siempre. Yo era la única persona en el mundo que sabía lo que le quedaba por vivir; yo era la única persona que podía entender realmente cómo se sentía en cada momento y qué anhelaba; yo era la única que podía darle todo aquello que nadie más le dio cuando más lo necesitaba. Yo era la única persona que podía darme lo que necesitaba en ese momento. Yo era la única que podía salvarla a ella y, por ende, salvarme a mí.

TRABAJANDO TU HERIDA EMOCIONAL

Me vas a permitir que en lo que queda de capítulo hable en femenino. El trabajo personal que yo he hecho ha sido con una niña, por lo que me identifico más diciendo «niña» que «niño». Tú puedes ponerle el género que quieras.

Busca una foto de cuando eras pequeña o de la época en la que identifiques que se generó tu herida emocional (yo siempre trabajo con una María Esclapez de niña porque, como has visto hasta ahora, casi todo pasa siempre en la infancia). Escoge una foto en la que salgas muy feliz y que te guste mucho. Colócala a la vista, porque va a acompañar tu lectura a partir de ahora; juntas, la niña que fuiste y tú, terminaréis de leer las últimas páginas de este libro.

Tu niña interior

La adulta que eres hoy es un reflejo de lo que ocurrió en tu infancia.

La niña a la que le decían que estaba saliendo «muy cara» cada vez que pedía algo que le hacía falta es la adulta que hoy se siente culpable cuando gasta el dinero en algo que no es tremendamente necesario.

La niña a la que le tocó ser responsable antes de tiempo (cuidando a su madre, a su padre o a sus hermanos pequeños) es la adulta que hoy está pendiente de todo el mundo menos de sí misma.

La niña a la que invalidaron emocionalmente es la adulta que hoy piensa que molesta cuando habla.

La niña que escuchó a una figura referente quejarse de su soledad y accedió a acompañarla en lugar de irse a hacer cosas de niños es la adulta que hoy no pide ayuda porque siente que hay gente con problemas peores.

La niña a la que le dijeron «No seas tan creída» es la adulta a la que hoy le cuesta reconocer sus virtudes.

La niña que se refugió en los estudios cuando pasaba una mala época emocional es hoy la adulta adicta al trabajo.

La niña que escuchó a sus padres hablar de deudas constantemente es la adulta que hoy le da mucha importancia al dinero.

La niña a la que no respetaron sus límites es la adulta que hoy se muestra a la defensiva.

La niña que aprendió a destacar y hacer todo perfecto para obtener el reconocimiento de sus referentes es la adulta que hoy vive con el síndrome del impostor.

La niña que aprendió a ignorar sus necesidades para cubrir las de sus figuras de referencia es la adulta que hoy se siente culpable cuando los demás hacen algo por ella.

La niña que intentó trasladar a sus figuras de referencia el miedo que le tenía a un examen y estas respondieron con un «Venga, a estudiar» sin atenderla es la adulta que hoy evade sus emociones.

La niña que aprendió a llamar la atención de una manera drástica para que sus referentes le hicieran caso es la adulta que hoy tiene un comportamiento errático.

La niña que creció rodeada de comentarios gordofóbicos es la adulta que hoy no puede mirarse al espejo porque no se gusta.

La niña que sufrió *bullying* en el cole o el instituto es la adulta a la que hoy le cuesta mucho confiar en la gente.

La niña a la que traicionaron es la adulta a la que hoy le cuesta mantener relaciones sanas.

La herida emocional de la adulta refleja la estrategia de supervivencia de la niña.

Tu niña interior es la niña que fuiste, aquella que intentó hacer lo que pudo con lo que tenía.

Tu niña interior es la que guarda tu herida emocional, independientemente de la edad en la que se generó (puedes ser tú con seis, dieciséis o veintiséis años). Es un reflejo de aquel pasado en el que todo empezó.

Esas necesidades que se generaron en el momento o época del trauma siguen ahí, esperando a ser satisfechas, como si se te hubiera quedado algo pendiente.

Recuerda este párrafo del capítulo cinco sobre la historia de Luis:

«Qué interesante: años atrás, a Luis le había quedado la sensación de que debía "hacer algo útil" y hoy seguía igual. Era como si esa conducta no se hubiera terminado de ejecutar y él no hubiera salido de ahí».

Es decir, una y otra vez experimentas de manera inconsciente las emociones de tu experiencia traumática porque esta no terminó de procesarse correctamente. Tu mente es como un disco rayado: entró en modo automático y tus tres cerebros no pudieron integrarse.

Pero es el momento de empezar a cambiar esto.

Mi intención en los capítulos anteriores era prepararte para este capítulo final.

Si entiendes tu historia, entiendes tu mochila emocional y la de tus guías emocionales; si logras sentirte cómoda con tus pensamientos y tus emociones, y aprendes a crear relaciones sanas, estarás rozando con la yema de los dedos la puerta de tu lugar seguro. Solo te falta cuidar a tu niña interior y darle lo que necesita: un bálsamo que ayude a curar tus heridas emocionales.

El bosque blanco

En este apartado y el siguiente, «El halo de luz», encontrarás ejercicios que me gustaría que leyeras de manera seguida, sin hacer largas pausas, porque tienen mucha relación entre ellos. Uno te removerá un poquito y el otro te ayudará a calmarte, por eso mi recomendación es que los hagas uno detrás del otro. Vamos con el primero.

Adéntrate conmigo en el bosque blanco, un sitio donde las cosas nunca ocurren porque sí, siempre hay algún motivo.

Este es un ejercicio de imaginación guiada que te recomiendo hacer desde la tranquilidad de tu casa. Puedes leerlo e imaginarlo tranquilamente o escanear el código QR, colocarte unos auriculares y venir conmigo al bosque blanco. Sea como sea, déjate llevar.

EL BOSQUE BLANCO

Ponte cómoda y cierra los ojos.

Respira profundamente.

Nota cómo el aire entra y sale de tus pulmones.

Observa si hay alguna zona de tu cuerpo en tensión. Si la hay, intenta relajarla.

Siente cómo tu cuerpo pesa cada vez más y más.

Relaja las piernas, los brazos, el cuello.

Ahora mismo no existe nada más que esta voz que estás escuchando. Concéntrate en ella.

Vamos a hacer un viaje a tu interior. A tus recuerdos.

Imagina que todo lo que te rodea empieza a desaparecer poco a poco. Los muebles, los cuadros...

En su lugar comienzan a aparecer hojas verdes, tierra, pájaros cantando, un riachuelo...

De repente ya no estás en casa; estás en un bosque.

La vegetación te rodea, el aire fresco roza tus mejillas y el sol del atardecer está más bonito que nunca.

Paseas entre árboles muy altos y frondosos.

Estás tranquila y relajada mirando el entorno cuando, de repente, a lo lejos, te parece ver a alguien.

Con el corazón algo acelerado, te acercas y puedes observar que quien te acompaña eres tú misma de pequeña. Estás delante de la niña que un día fuiste.

Está jugando entre las flores, despreocupada. Típico de una niña.

Te acercas lentamente, sin apartar tu mirada de ella. Un escalofrío recorre tu cuerpo cuando estás a escasos centímetros de ella.

La niña, de repente, levanta la mirada y te mira fijamente mientras sonríe. Algo muy especial os une. Toda una vida.

—Te estaba esperando —te dice sin borrar la sonrisa del gesto.

Esa niña no tenía nada malo. Lo que pasó no fue culpa suya.

Es posible que en el pasado le faltaran algunas cosas, pero ahora ya estás tú para proporcionárselas. Ya eres adulta.

¿Te faltó confianza? ¿Comprensión? ¿Respeto? ¿Validación? Fuera lo que fuera, ahora puedes dárselo.

¿Crees entonces que tratarías a esa niña como a veces tratas a tu yo adulto?

¿Cómo querrías tratarla y tratarte a partir de ahora?

¿Qué te impide quererte y valorarte como mereces?

Tú puedes ser su lugar seguro.

Tú eres la persona más importante de tu vida, que no se te olvide.

Creo que en este viaje al bosque blanco has sacado una conclusión muy importante.

Es el momento de despedirte de esa niña que un día fuiste. Abrázala bien fuerte y prométele que las cosas van a cambiar a partir de ahora.

Abre los ojos lentamente.

Ahora estás lista para empezar a quererte.

¿Qué te ha parecido?

Lo sé, yo también lloro cada vez que hago este ejercicio.

Vuelve a mirar la foto de cuando eras pequeña. Como tú, yo la tengo delante ahora mismo. Y me sonrío.

Cada vez que me pongo en duda a mí misma, la miro y pienso: «¿Qué sentiría ella en este momento? ¿Cómo la trataría si viniera corriendo a pedirme ayuda?». Y entonces actúo en consecuencia. Por fin he entendido que mi misión hoy es no abandonarme ni castigarme cuando siento que no puedo más. Me escucho sin juzgarme ni presionarme, me entiendo y me perdono por no poder con la situación; tal y como haría con esa niña que un día fui.

He aprendido a ser compasiva conmigo misma y a «abrazarme» cuando más lo necesito.

He aprendido a ofrecerme la taza de chocolate caliente en un frío día de invierno, a darme un chapuzón en la piscina en verano, a entenderme y aceptarme de manera incondicional. Y, para ello, he tenido que hacer las paces con mi pasado y conmigo misma.

He aprendido a perdonarme.

EL HALO DE LUZ

Ahora voy a enseñarte a relajarte.

El halo de luz es una técnica de relajación y regulación **emocional muy potente**.

Este también es un ejercicio de imaginación guiada que, como el anterior, te recomiendo hacer desde la tranquilidad de tu casa.

Aquí tienes las instrucciones para poder hacer el ejercicio de manera correcta:

- Busca un sitio tranquilo en el que te puedas sentar o acostar.
- Colócate en una postura cómoda.
- El ejercicio consiste en imaginar cómo un halo de luz te rodea y va subiendo por tu cuerpo, desde los pies hasta la cabeza.
- No juzgues ni valores lo que observas, solo contempla tu cuerpo y acepta lo que hay en cada parte.
- Observa si hay alguna zona de tu cuerpo en tensión. Si la hay, intenta relajarla mientras el halo de luz pasa por esa zona.
- Durante el ejercicio, imagina que tu mente es un escáner que tiene que ir pasando por todas las partes del cuerpo.
- Si a mitad de la relajación notas que tu mente no está en el ejercicio, no pasa nada, vuelve a concentrarte.

- -

- No importa cuántas veces te distraigas. Lo importante es que te des cuenta y seas capaz de volver. No te juzgues, es normal que pase.
- Si detectas sentimientos de impaciencia, urgencia, aburrimiento, no te preocupes, es parte de la práctica aprender a estar con ellos, dales espacio a esos pensamientos. Obsérvalos y pon atención para ver si cambian. Cambien o no cambien, vuelve al ejercicio.
- No te preocupes si no sientes nada. Lo importante es observar lo que hay aquí y ahora.

Puedes leerlo e imaginarlo tranquilamente o escanear el código QR, colocarte unos auriculares y concentrarte en mis palabras. Sea como sea, déjate llevar. La idea es que conectes con tu cuerpo y seas consciente del aquí y ahora.

EL HALO DE LUZ

Estoy aquí contigo.

Todo está bien ahora mismo.

Dame la mano. Ahora vamos a hacer juntas un ejercicio de relajación.

Concéntrate en tu respiración. Observa cómo entra y sale el aire de tus pulmones. Puedes imaginar que el aire que inhalas es de un color y el que exhalas de otro. A mí me gusta imaginar que el que entra es blanco y el que sale es gris o negro. Siento que así sale de mí aquello que no me gusta y me hace sentir mal y me renuevo por dentro.

Fíjate en las sensaciones que te transmite el contacto de tus pies con el suelo. Muévelos si es necesario para sentirte presente. Ahora estás aquí. Eres la adulta.

Observa el peso de tus brazos, piernas, cabeza, torso y espalda y cómo están colocados. Observa las diferencias, si las hay, entre las zonas.

El halo de luz empieza en tus pies y termina en tu cabeza. La idea es que vaya ascendiendo poco a poco por todo tu cuerpo, recorriendo cada zona como si de un escáner se tratara.

Empieza el escáner por tus pies y los dedos de tus pies. Traslada la atención dedo a dedo. Fíjate en las sensaciones que percibes de cada uno de ellos. Presta atención a la separación y el espacio que ocupan. Mientras escaneas, intenta estar abierta a sensaciones del tipo que sean: térmicas, de tacto, de humedad, de picor, de hormigueo, etc.

Desde los dedos de tus pies, traslada tu atención a la planta de estos y recórrela hasta llegar a los talones. Observa la curvatura y forma de las plantas de tus pies.

Escanea los talones y sigue hasta el área superior de los pies, la zona del empeine. Desde el empeine, poco a poco lleva la atención a los tobillos. Observa cómo están (si están apoyados, si están flexionados, etc.).

Continúa el escáner por las piernas. Sube y presta atención a las espinillas y luego a los gemelos.

Sigue subiendo hasta las rodillas. Imagina su zona ósea. Fíjate en si están estiradas o flexionadas. Desde las rodillas, continúa pasando el escáner hasta llegar a los muslos, recorriendo toda su cara frontal y su cara posterior.

Escanea los glúteos y observa cómo están apoyados.

Traslada tu atención a las caderas.

Presta atención al área lumbar. Respira profundamente y observa cómo se mueve esta zona y los cambios que se producen. Observa si hay ausencia de sensaciones o si hay tensión o presión cuando respiras. Si hubiera tensión en la zona, intenta relajarla.

Desde el área lumbar, asciende a lo largo de la espalda, imaginando cómo subes vértebra a vértebra, por toda la columna hasta llegar al área dorsal. Pon atención en cómo percibes esta parte del cuerpo.

Desde el área dorsal, sigue ascendiendo hasta la zona cervical, la parte superior de la espalda. Observa, mientras subes, los omoplatos izquierdo y derecho.

Cuando llegues a la región cervical, dirígete hacia los hombros y analiza con atención cómo están ahora mismo.

Ahora fíjate en la zona frontal del tronco y vuelve a ascender desde el pubis.

Sube por el abdomen. Observa la respiración y los movimientos y sensaciones de tu abdomen.

Asciende por el diafragma y sube por la caja torácica, costilla a costilla, hasta alcanzar el pecho.

De ahí, pasa a visualizar la clavícula.

Ahora viaja con tu escáner hasta la periferia de los brazos, y céntrate en los dedos y las uñas. Observa las sensaciones que puedan despertarse: hormigueo, picor, humedad, temperatura, etc. Recorre todos los dedos: pulgar, índice, corazón, anular y meñique. Observa la separación y espacio que ocupan, y no valores diferencias.

Recorre la palma de las manos y luego el dorso.

Sigue ascendiendo por las muñecas, los antebrazos y los codos hasta llegar de nuevo a los hombros.

Sube por el cuello, pasa por la garganta y llega hasta la cabeza. Detente en la barbilla y observa cómo se encuentra tu mandíbula inferior y superior. Observa si hay tensión, dado que es una zona donde se suele acumular. Si la hay, relájala.

Sigue ascendiendo por los pómulos, las orejas, las fosas nasales, los ojos, la cejas y la frente.

Sube hasta la zona superior de la cabeza. El punto más alto de tu cuerpo.

Ahora prepárate para respirar imaginando cómo entra aire renovado cuando inspiras y recorre todo tu cuerpo, desde los pies hasta la cabeza, y cómo luego sale el aire desgastado cuando exhalas, y pasa, de nuevo, por todo tu cuerpo desde la cabeza hasta los pies.

¿Cómo estás? ¿Te ha gustado la experiencia?

Puedes abrir los ojos.

¿Cómo te sientes después de este ejercicio? A mí me ayuda mucho a conectar con el momento presente. Cuando me siento muy abrumada, me tumbo y hago el ejercicio. Si puedo, le dedico tiempo, y si no dispongo de mucho porque estoy trabajando, por la calle o con más gente, lo hago en versión rápida, que sería hacer lo mismo pero sin detenerme mucho en cada zona (imagino cómo el haz de luz pasa en cuestión de segundos por mi cuerpo). Para poder hacer la versión rápida se necesita haber practicado varias veces la lenta, porque así la sensación de relajación ya está asociada al ejercicio y es más fácil alcanzar el estado de calma en la versión corta.

Si no has logrado relajarte, puedes volver a intentarlo de nuevo en otra ocasión.

Tu lugar seguro

Ahora vamos a construir dentro de ti un lugar seguro, un sitio al que podrás acudir siempre que lo necesites. Podrás llevar a ese lugar a tu niña interior cada vez que observes que necesitáis sentiros seguras y en calma.

Instrucciones:

- Siéntate y ponte cómoda.
- Este ejercicio lo puedes hacer con los ojos cerrados o abiertos (puedes leerlo primero y luego hacerlo con los ojos cerrados o hacerlo directamente con los ojos abiertos).

- Evoca un lugar en el que te sientas segura y en calma. Puede ser una playa, un campo, un bosque, un parque, la casa de tus padres, la casa de tu abuela, tu habitación de cuando eras pequeña... Se trata de ir mentalmente a un lugar en el que te sientas a gusto siempre. No vale ninguno que te genere malestar en algún momento. Por ejemplo, no es recomendable evocar la casa de tus padres si la relacionas con discusiones a gritos y te sentiste mal allí.
- Una vez lo tengas, responde a estas preguntas:
  - ¿Por qué ese lugar es seguro para ti?
  - ¿Qué haces mientras estás en ese sitio que estás imaginando o recordando?
  - Observa con detalle cómo es el lugar escogido. Fíjate en todo lo que te rodea. ¿Es de día o de noche? ¿Es un sitio al aire libre? ¿Hace calor o frío? ¿Se escucha algo?
- Déjate invadir por la sensación de sentirte segura.
- Imagina que guardas la sensación de seguridad en tu pecho. Puedes colocarte las manos en esa zona del cuerpo. El calorcito que se siente es genial.
- Deja que te venga una palabra que represente ese lugar. Puede ser «casa», «hogar», «flores», «sol», «playa». Esta palabra anclará la sensación de seguridad.
- Cada vez que necesites sentirte segura, cierra los ojos, coloca las manos en tu pecho y evoca ese lugar junto a la palabra asociada.

TU BRÚJULA,
PARA QUE NUNCA TE PIERDAS

¿Alguna vez te has sentido perdida en la vida? No te preocupes, es muy común. Bien porque algo se acaba, bien porque tienes que volver a empezar, bien porque tienes un cacao mental impresionante, bien porque tu cerebro racional y tu cerebro emocional se pelean, te pierdes.

Te dicen «tienes que pensar X, sentir X y hacer X», y tú vas y piensas Y, sientes H y haces W. Claro que sí.

Es increíble porque, por muchas herramientas que tengas para gestionarte, te puede pasar igual. Llega un día en el que no sabes qué camino escoger. ¿Qué hacer en esos momentos de bloqueo vital? ¿Es bueno lanzarse a la piscina? ¿He de pensarlo un poco más? Primero, recuerda lo que te decía en *Me quiero, te quiero* sobre la intuición y la razón. Luego haz este ejercicio:

- Dibuja una brújula con sus cuatro puntos cardinales. Puedes hacerla con todos los detalles que quieras.
- Piensa en cuatro valores que te representen. Estos se corresponderán con los cuatro puntos cardinales: norte, sur, este y oeste. Esta brújula es un objeto mágico, porque no señalará siempre el norte, sino los valores que te guiarán en un momento determinado.
- Coloca cada uno de los cuatro valores en un punto cardinal. Recuerda que ninguno es más importante que otro.

- A partir de ahora, siempre que tengas que escoger un camino y no tengas claro cuál, piensa: «Si voy por este camino, ¿podré cumplir con alguno de mis cuatro valores más importantes en la vida?». Por ejemplo: «Si escojo este trabajo, ¿seré fiel a mi honestidad?». Si es que no, entonces piénsatelo bien.

Yo, cuando no encuentro sintonía entre lo que hago, lo que pienso y lo que siento, miro mi brújula y actúo conforme a lo que indica. Así, pase lo que pase, podré dormir tranquila por las noches, porque sabré que he actuado según mis valores.

Si siempre actúas conforme a tus valores, nunca te arrepentirás de lo que hagas.

Este ejercicio también lo puedes hacer con tu pareja, amigo o un familiar. Lo que recomiendo si se hace con otras personas es decidir y colocar conjuntamente los cuatro valores que más representen la relación. De este modo, hagáis lo que hagáis, iréis siempre a favor de esos cuatro valores que más os identifican.

TUS HERRAMIENTAS

En este libro has adquirido una serie de herramientas que pueden ayudarte a entender tu pasado y sanar tu presente. Mi recomendación es que las reúnas todas en una especie de kit para usarlo cada vez que lo necesites. Puedes escribirlas en un papel y guardarlo en una caja, un bote, un cofre…; también puedes dedicar una libreta a tu trabajo personal o echar mano de tu imaginación y guardar tus nuevas herramientas de la forma que más te apetezca. Al final, lo que buscamos con esto es materializarlas y dedicarles un espacio donde siempre las tengamos disponibles, porque en momentos delicados, en los que se activa la amígdala, tratar de averiguar cómo salir del malestar se vuelve una tarea bastante complicada si no tenemos algo que nos frene y nos devuelva al momento presente.

Tus herramientas no tienen por qué ser técnicas psicoterapéuticas específicas, sino que también pueden ser actividades que a ti te funcionan en un momento determinado. A mí, por ejemplo, me viene genial caminar o practicar cualquier tipo de deporte a un nivel ligero o moderado porque así libero tensión y me distraigo. Si no se te ocurre nada, te recuerdo también que en *Ama tu sexo* tenías una lista de más de cincuenta actividades para cuidar de ti misma que pueden inspirarte.

EPÍLOGO

♥

Tus heridas de guerra

Hace unos cuantos años, cuando conocí los cuatro tipos de apego y me identifiqué con el ansioso, pensé que iba a estar toda la vida condenada al sufrimiento. A mi yo melodramático casi le da algo. Estuve mucho tiempo ignorando la realidad y pensando que la culpa era de los demás. Por una parte, me daba rabia estar cargando con algo que me condicionaba de manera tan negativa, pero, por otra parte, sentía que no podía cambiar, que yo era así. Estaba atrapada entre el querer y el no poder. Y ahí estuve años, como ya sabes, encadenando relaciones dependientes una tras otra.

«¡Joder! ¿Cuándo voy a ser feliz?», me preguntaba una y otra vez. Sabía cómo tenía que ser una relación sana, pero yo no hacía más que repetir patrones, como si la vida fuera una rueda de hámster y yo el roedor incapaz de detenerse.

Un día entré en una librería y, ojeando libros de psicología, abrí uno que hablaba del apego como el origen de la ansiedad y pensé: «Para mis pacientes». Para mis pacientes. ¡Ja! Qué ciega estaba. Abrí el libro y empecé a leer. Cuando quise darme cuenta, estaba llorando. «Esta soy yo; ahora me entiendo». Ese día, algo cambió dentro de mí. Empecé a atar cabos: relaciones dependientes, pasado, infancia... Qué cacao más interesante. Seguí leyendo al respecto. Me informé sobre la disociación, la ansiedad, los traumas, los vínculos dependientes, la oxitocina... No podía parar. Aprendí más que en toda la carrera. Dado que este era un tema muy novedoso en esa época, lo único a lo que pude recurrir para aprender sobre él eran libros y estudios. Y fue una suerte contar con ellos.

Lloré mucho al reconocerme en patrones de conducta que no me gustaban. «¡Quiero ser un apego seguro, odio el ansioso! ¡Solo me hace sufrir!», pensaba. Pero el tiempo me demostró que el cambio que yo andaba buscando no era cuestión de querer o no querer, sino que requería mucho trabajo personal. Recopilé información, miré dentro de mí, pregunté, hablé, cambié muchas conductas, hice las paces conmigo misma y con los demás, perdoné y me perdoné. Y así pasaron los años. Por suerte, mis padres y mi pareja, Alberto, estuvieron muy presentes durante todo el camino. Mis padres seguían siendo unas manos de las que partir y a las que volver. Y Alberto, con su apego seguro, me ayudó muchísimo a demostrarle a mi amígdala que no había nada de lo que temer. Poco a poco, fui construyendo un lugar seguro dentro de mí.

Ahora, tras siete años de trabajo personal con épocas de estabilidad e inestabilidad y un *breakdown* bien grande de por medio, puedo decir que vivo tranquila. Sigo con mi medicación —ya solo tomo una pastilla—, y aunque he tenido momentos de mucha oscuridad, puedo decir alto y claro que estoy mejor que nunca.

Por el camino, aprendí que un cambio en el tipo de apego es un cambio en el patrón de conducta construido por la mente, en su día, por fuerza mayor. El apego ansioso despliega todas sus herramientas para evitar sufrir si somos abandonados; el apego evasivo, para evitar el daño emocional, y el apego desorganizado, para ambas cosas.

Entendí que lo que hoy me hacía sufrir me había salvado en el pasado y que sin muchas de las características y herramientas que desarrollé en su día tampoco habría tenido lo bueno que tengo en mi vida ahora. Por eso he logrado amar lo que soy y lo que fui, porque, sin ello, hoy no estaría aquí.

Cuando me pierdo porque mi mente regresa de manera involuntaria a algún recuerdo del pasado, sigo la recomendación de la psicóloga Marta Segrelles (psicoterapeuta que trabaja mucho con la niña interior) y pienso: «María, tienes treinta y dos años, ya no eres esa niña/adolescente (según corresponda al recuerdo), ahora puedes hacer las cosas de manera diferente».

Aunque sé que poseer un tipo de apego inseguro trae problemas para vincularnos con lo que nos rodea y quienes nos rodean, también sé que los comportamientos que lo caracterizan son los que son porque en su día supusieron la gran diferencia entre «sobrevivir» o no. Lo que entonces nos hizo más fuertes y nos permitió seguir adelante hoy nos daña, pero el cerebro nunca hace las cosas porque sí. Nos adaptamos como podemos y actuamos con la información que tenemos en ese momento. Y sí, hoy estamos heridos, pero esa herida marcó una diferencia muy importante y ahora somos quienes somos; por eso, también debemos estar orgullosos de nuestras heridas, porque son el resultado de esa guerra a la que pudimos sobrevivir.

En tu pasado, probablemente no fue todo un camino de rosas, pero si hoy estás aquí es porque también hubo algo (o alguien) que te sostuvo y te sirvió como refugio. Todos necesitamos un lugar seguro en que sentirnos en calma.

Ahora viene la parte más importante de tu trabajo personal: seguir tu día a día con una mirada diferente.

Esto aún no ha terminado.

Es el momento de trabajar en ti; de hacer las paces con tu pasado; de entender, aceptar y soltar.

El abrazo emocional.

-- ♡

El alivio.

La taza de chocolate caliente en un frío día de invierno.

El chapuzón en la piscina en verano.

La compasión.

El perdón.

Ha llegado el momento de ser tu lugar seguro.

BIBLIOGRAFÍA

♥

BBC News Mundo (2013, 27 de mayo). «Por qué no recordamos los primeros años de vida». Recuperado a partir de: <https://www.bbc.com/mundo/noticias/2013/05/130527_salud_memoria_neuronas_gtg>.

BBC News Mundo (2022, 15 de abril). «Lo que las experiencias traumáticas le hacen al cerebro y al cuerpo». Recuperado a partir de: <https://www.bbc.com/mundo/noticias-61045194>.

BLEICHMAR, H. (s. f.). «Biología del trastorno de estrés postraumático». *Revista Aperturas Psicoanalíticas.* Recuperado a partir de: <https://aperturas.org/articulo.php?articulo=141>.

CAIP (2020, 4 de septiembre). «¿Qué es el trauma complejo? Una mejor comprensión del trauma temprano severo y su influencia en el desarrollo». Recuperado a partir de: <https://centropsicosocial.es/ques-el-trauma-complejo-una-mejor-comprension-del-trauma-temprano-severo-y-su-influencia-el-el-desarrollo/>.

CARPALLO, S. C. (2022, 11 de agosto). *La importancia del pacto: qué son una relación de pareja sana y una tóxica en el siglo XXI. S Moda El País.* Recuperado a partir de: <https://smoda.elpais.com/placeres/la-importancia-del-pacto-que-son-una-relacion-de-pareja-sana-y-una-toxica-en-el-siglo-xxi/>.

CHEN, Z., WILLIAMS, K. D., FITNESS, J., y NEWTON, N. C. (2008). «When Hurt Will Not Heal: Exploring the Capacity to Relive Social and Physical Pain». *Psychological Science*, 19 (8), 789-795.

ESCLAPEZ, M. (2017). *Inteligencia sexual*. Madrid: Almuzara.

ESCLAPEZ, M. (2020). *Ama tu sexo*. Barcelona: Bruguera.

ESCLAPEZ, M. (2022). *Me Quiero, te quiero*. Barcelona: Bruguera.

ESTAPÉ, R. M. (2021). *Encuentra tu persona vitamina*. Barcelona: Espasa.

FERNÁNDEZ, S. M. (2021). *Al encuentro de tu niña interior*. Roquetas de Mar: Círculo Rojo.

GISSI, S. (2021, 18 de mayo). «Qué es el Trauma o TEPT complejo». Newman Institute. Recuperado a partir de: <https://www.newman.institute/blog/el-cie-11-incorporo-el-tept-complejo-como-un-trastorno-con-entidad-diagnostica-propia-reconociendo-asi-la-especificidad-clinica-del-trauma-complejo>.

GRANADOS, A. (2022, 19 de enero). «Ventana de Tolerancia y estrategias de regulación emocional». *Psicología y mente*. Recuperado a partir de: <https://psicologiaymente.com/clinica/ventana-tolerancia-estrategias-regulacion-emocional>.

HERNÁNDEZ PACHECO, M. (2019). *Apego y psicopatología: la ansiedad y su origen. Conceptualización y tratamiento de las patologías relacionadas con la ansiedad desde una perspectiva integradora.* Bilbao: Desclée De Brouwer.

ISEP (2019, 7 de noviembre). *Crianza con Apego seguro basada en el Círculo de Seguridad.* YouTube. Recuperado a partir de: <https://www.youtube.com/watch?v=yQmkFFJz0ag>.

JARERO, I. N. (2014). «Comentarios Sobre el Trastorno por Estrés Postraumático Complejo: Perspectivas del DSM-5 y del CIE-11». *Revista Iberoamericana de Psicotraumatología y Disociación.* 6, 1-5.

LEVINE, A., y HELLER, R. (2016). *Maneras de amar.* Barcelona: Urano.

LAS CEBRAS SALEN (2022, 16 de noviembre) «La situación extraña de Mary Ainsworth». Recuperado a partir de: <https://lascebrassalen.com/la-situacion-extrana-de-mary-ainsworth/>.

LEVINE, P. A. (2015). *Trauma y memoria.* Barcelona: Eleftheria.

MORALES AGUILAR, D. P. (2018). «Desafíos en psicoterapia: trauma complejo, apego y disociación». *Avances en Psicología, 26*(2), 135-144. Recuperado a partir de : <https://doi.org/10.33539/avpsicol.2018.v26n2.1186>.

NIEBLA, R. (2021, 12 de marzo). *Neuronas espejos o cómo los niños aprenden por imitación. El País.* Recuperado a partir de: <https://elpais.com/mamas-papas/2021-03-12/neuronas-espejos-o-como-los-ninos-aprenden-por-imitacion.html>.

SPIEGEL, D. (2022, 18 de noviembre). *Introducción a los trastornos disociativos. Manual MSD. Versión para público general.* Recuperado a partir de: <https://www.msdmanuals.com/es-es/hogar/trastornos-de-la-salud-mental/trastornos-disociativos/introducci%C3%B3n-a-los-trastornos-disociativos>.

VÁZQUEZ, G. A. (2010). *Trastornos Disociativos.* Madrid: Pleyades.